Bauchmassage

Andrea Christiansen

Bauchmassage

Wohlbefinden, optimale Verdauung und eine Straffung der Bauchmuskulatur

KOPP VERLAG

1. Auflage November 2016

Lektorat: Swantje Christow
Satz, Layout und Illustrationen: opus verum, München
Umschlaggestaltung: Koen Peleman

ISBN: 978-3-86445-365-6

Bildnachweis: Fotolia: Alexander Potapov (2), Syda Productions (8), Christos Georghiou (18), nerthuz (39), aporubaymykh (59), Picture Partners (87), M. Studio (88), arinahabich (90), Kzenon (95); shutterstock: wavebreakmedia (13)

Gerne senden wir Ihnen unser Verlagsverzeichnis
Kopp Verlag
Bertha-Benz-Str. 10
D-72108 Rottenburg
E-Mail: info@kopp-verlag.de
Tel.: (0 74 72) 98 06-0
Fax: (0 74 72) 98 06-11

Unser Buchprogramm finden Sie auch im Internet unter:
www.kopp-verlag.de

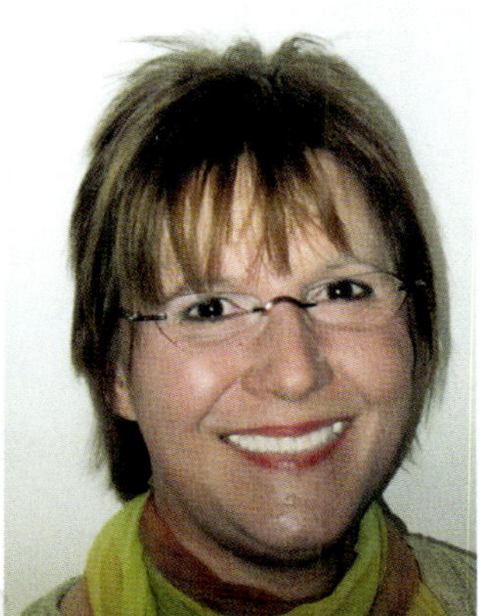

Die Autorin: Andrea Christiansen ist Heilpraktikerin und seit 20 Jahren in eigener Praxis tätig. Ihre vielfältigen Fachausbildungen umfassen neben modernen psychotherapeutischen Methoden auch Ohrakupunktur und Akupressur. Sie verfolgt einen ganzheitlichen Ansatz, der Emotionen, Lebensführung und Ernährung zusammen führt. Als sensitive Heilerin sind ihr oft tiefe Einsichten in die Muster ihrer Patienten möglich.

Frau Christiansen bildet Therapeuten aus und arbeitet darüber hinaus als Lerntrainerin mit Kindern.

Inhalt

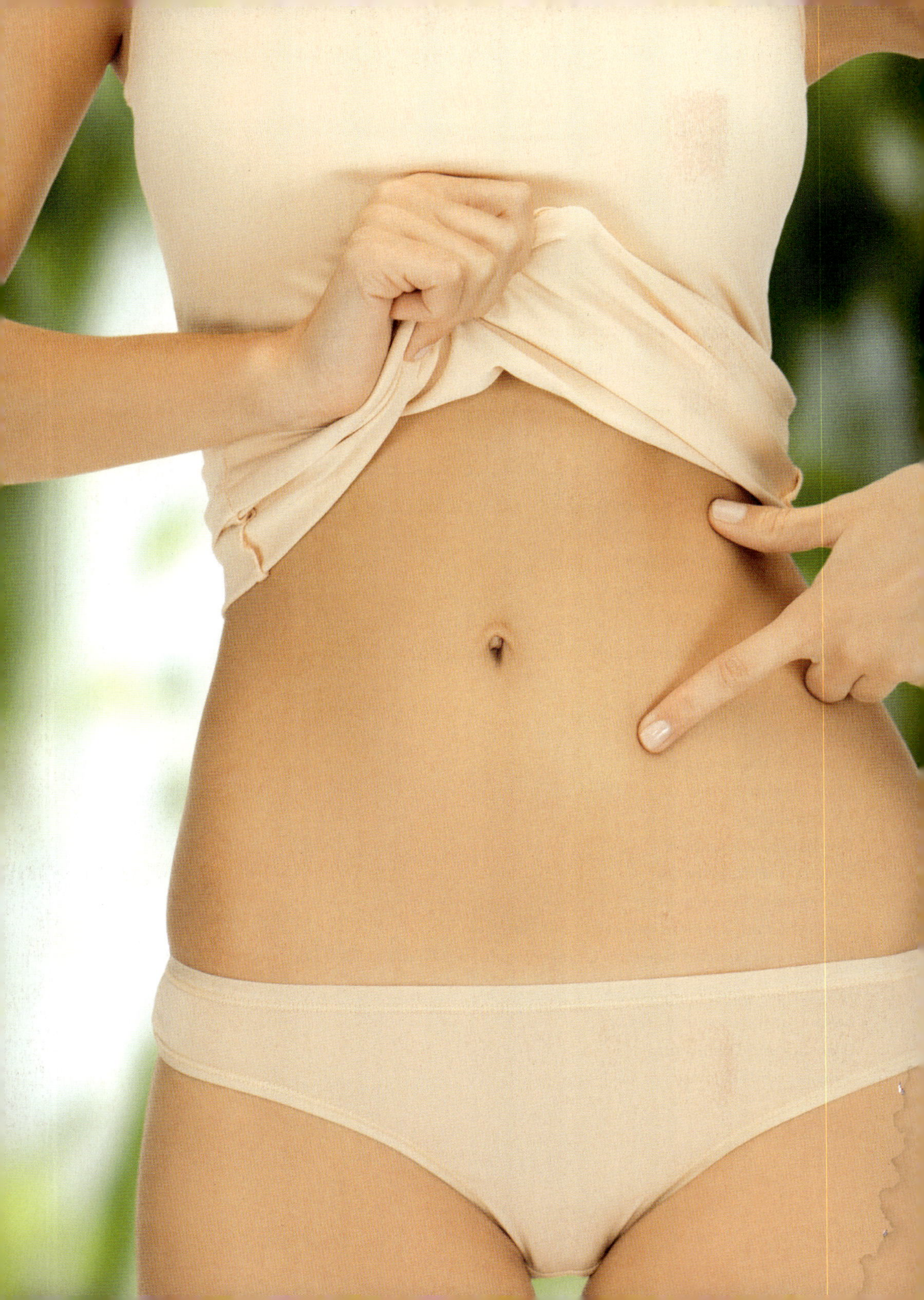

Was Bauchmassage ist und warum sie so wertvoll ist

Hat unser Bauch ein Zipperlein, ist auch die Laune im Eimer. Schmerzvoll unglücklich? Wer will das schon. Mit der Bauchmassage kommen Wohlgefühl und gute Laune schnell zurück.

Vorwort

Als Mädchen im Alter von etwa 10 oder 11 Jahren litt ich unter ganz extremen Bauchschmerzen. Es handelte sich wohl um Wachstumsschmerzen, doch aus Angst, es könnte eine ernste Erkrankung dahinterstecken, habe ich meiner Mutter damals nichts davon erzählt. Manchmal waren die Schmerzen so stark, dass ich mich einfach in Bauchlage auf mein Bett legte und meinen Bauch mit den Fingerspitzen massierte, bis die Schmerzen nachließen. Natürlich hatte ich von Bauchmassage gar keine Ahnung, doch instinktiv tat ich genau das Richtige. Das Drücken, Kneten und Reiben brachte Erleichterung und entspannte die verkrampfte Muskulatur.

Auch später, als junge Frau, behandelte ich meine monatlichen Unterleibsschmerzen häufig erfolgreich mit Massagen, und ich glaube, auch Sie benutzen bei Beschwerden im Bauch unbewusst Ihre Hände. Manchmal reicht es schon, die Hände aufzulegen und die Wärme in den Bauch fließen zu lassen.

Wie wichtig es ist, dass auch alle im Bauch angesiedelten Organe richtig funktionieren, damit wir uns kraftvoll und gesund fühlen, habe ich im Laufe meines Lebens immer wieder erfahren. Selbst unsere psychische Gesundheit ist stark abhängig von den Geschehnissen in unserem Bauch.

Ich arbeite in meiner Praxis viel mit Menschen, die unter emotionalen Belastungen und Stress leiden. Ein wichtiger Baustein auf dem Weg zu neuer Kraft und psychischer Gesundheit sowie zu einer entspannteren Lebenseinstellung ist bei mir immer das Thema Bauch. Wir sprechen das Bauchgefühl an, schauen uns die Antworten aus dem Bauch an, und natürlich sprechen wir auch über Ernährung und Essgewohnheiten.

Wenn wir damit beginnen, uns mit Bauchmassage zu befassen, ist dies zugleich der Anfang eines ganz neuen Lebensgefühls und kann die Art und Weise, wie wir leben, stark verändern. Der Bauch, der auch unser zweites Gehirn genannt wird, führt uns zu mehr Achtsamkeit mit uns selbst. Die neue und bessere Lebensqualität, die wir daraus gewinnen, ist unbezahlbar.

Ich lade Sie ein, diesen Weg mit mir zusammen zu gehen und spannende neue Erfahrungen zu machen, die Ihr Leben bereichern können.

Andrea Christiansen

Das älteste Heilmittel

Was tun Sie ganz instinktiv, wenn Sie Schmerzen im Körper empfinden? Genau, Sie legen Ihre Hände darauf! Vielleicht reiben oder kneten Sie den schmerzenden Bereich sanft.

Die Massage ist sicherlich eines der ältesten Heilmittel in der Medizin überhaupt. Im europäischen Raum finden wir ihren Ursprung in der griechisch-römischen Tradition. Doch auch im Alten China und in Japan wurden Massagetechniken schon vor unserer Zeitrechnung erfolgreich eingesetzt, um die unterschiedlichsten Beschwerdebilder zu lindern.

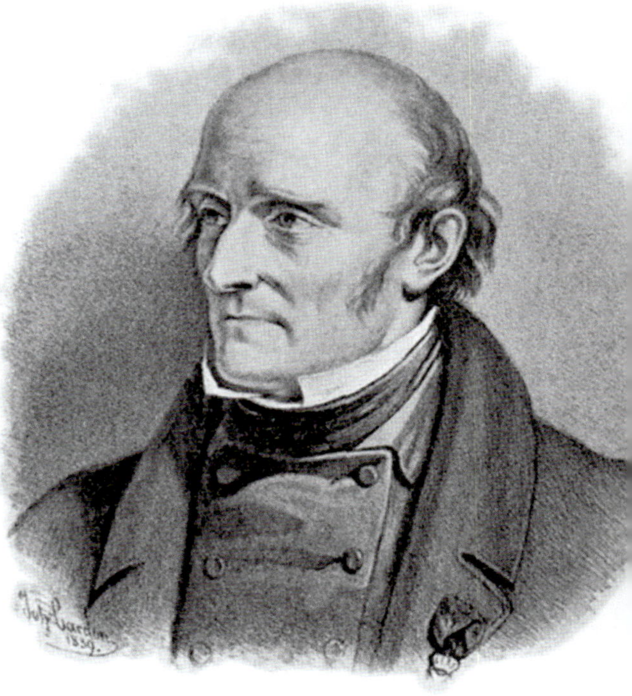

Pehr Henrik Ling

Der schwedische Heilgymnast (die Bezeichnung Krankengymnast gab es zu dieser Zeit nicht, der Fokus war auf Heilung, nicht auf Krankheit gerichtet) Pehr Henrik Ling (1776–1839) und der holländische Arzt Johann Georg Mezger (1838–1909) prägten die heute in Europa bekannten Massagetechniken im 19. Jahrhundert.

Die Ursprünge des Wortes Massage finden wir im Griechischen (*massein* = kneten), im Hebräischen (*massa* = betasten) wie auch im Arabischen (*massah* = reiben, streichen). Auch das Wort »Behandlung«, inzwischen für alle heilenden Wege generalisiert, weist uns auf das Benutzen der Hände hin.

Eine spezielle Massage des Bauches gab es bereits im Altertum. Oft wurden dabei erwärmte Öle und Kräuterauszüge eingesetzt. In der Regel führte die Massage zu einer Besserung der Symptome. In einem ganz speziellen Fall jedoch führte die Bauchmas-

Die positiven Wirkungen der Bauchmassage

- ☐ Ihr Bauch entspannt sich.
- ☐ Ihre Verdauung verbessert sich.
- ☐ Blähungen lösen sich und werden mit der Zeit weniger.
- ☐ Fettgewebe wird gelöst, Ihr Bauch wird schlanker und fester.
- ☐ Das Bindegewebe wird gestärkt.
- ☐ Die Arbeit Ihrer Bauchorgane verbessert sich.
- ☐ Ihr Körper entgiftet leichter durch die verbesserte Gewebedurchblutung.
- ☐ Sie verlieren überflüssige Pfunde.
- ☐ Verspannungen in den Schultern und im Nackenbereich lösen sich.
- ☐ Rückenschmerzen lassen nach, die Haltung der Lendenwirbelsäule verbessert sich.
- ☐ Ihre gesamte Körperhaltung bessert sich, Sie richten sich auf.
- ☐ Kiefermuskulatur und Darm entspannen sich mit positiver Auswirkung auf die Zähne und Hämorrhoidalleiden.
- ☐ Kopfschmerzen lassen nach.
- ☐ Reizdarm und Reizblase können ausheilen.
- ☐ Schwere Beine, ade: Beine und Füße werden besser durchblutet.
- ☐ Darmfunktion und -tonus verbessern sich, wodurch sich auch der Tonus ihrer Körperhaut zum Guten verändert. Sie sehen jünger aus.
- ☐ Die vielversprechende Wandlung im Darm hat einen positiven Einfluss auf Ihre Psyche. Sie werden entspannter sein und besser schlafen.
- ☐ Es stellt sich ein Appetit auf natürliche, frische Nahrungsmittel ein.
- ☐ Ihr gesamtes Lebensgefühl bekommt neuen Schwung.

sage nach anfänglicher Schmerzlinderung zum Tod. Ließen nach massiven Bauchschmerzen mit Übelkeit und Erbrechen sowie Fieber die Beschwerden zuerst nach, so kehrten sie jedoch schnell wieder zurück. Das Fieber stieg über 40 °C, die Schmerzen wurden unerträglich, der Bauch wurde bretthart, und der Patient starb. Damals kannte man den Appendix noch nicht, den kleinen Zipfel am Ende des Dünndarms, in dem sich die Blinddarmentzündung bilden kann. Der Druck auf den Bauch ließ den entzündeten Appendix platzen, und die nachfolgende Bauchfellentzündung führte zum Tod.

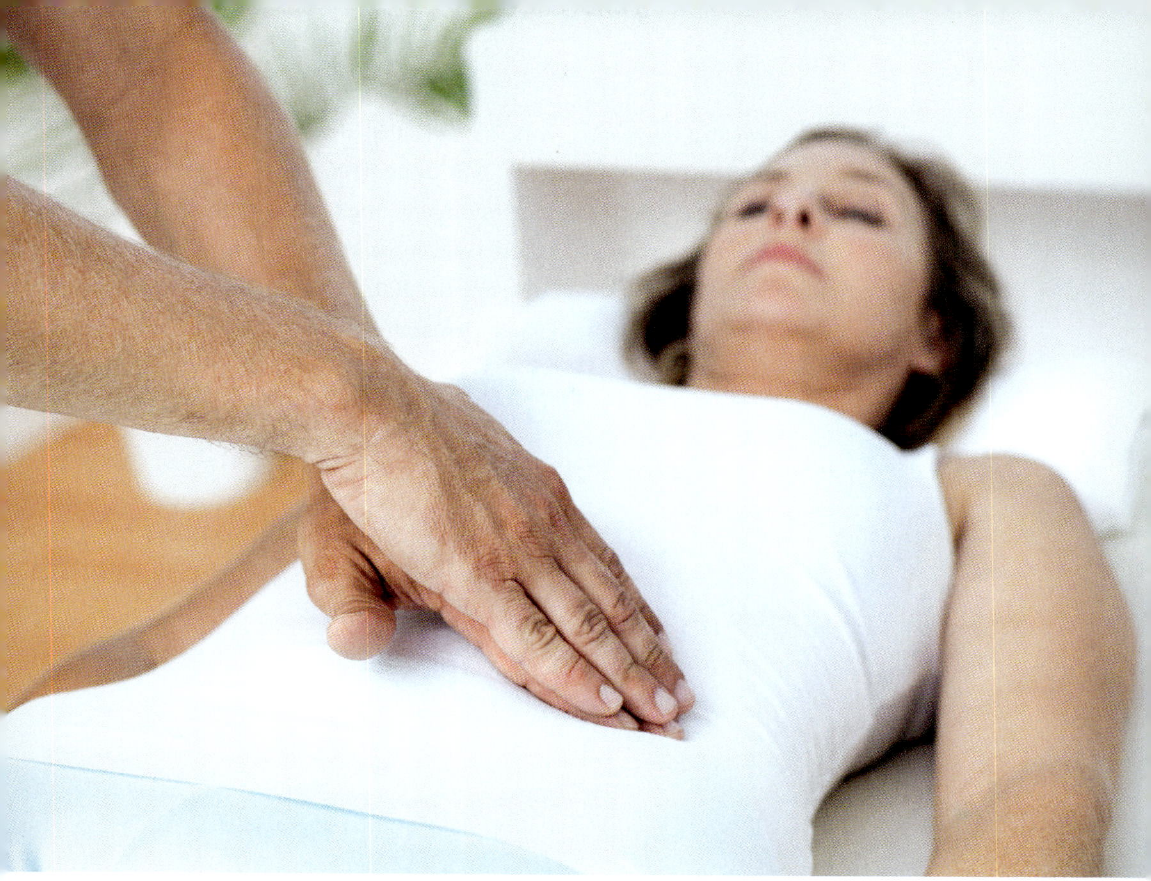

Bei akuten Beschwerden im Unterleib suchen Sie bitte einen Arzt auf und lassen die Ursache abklären. Erst dann können Sie sich mit einer der Massagetechniken für den Bauch selbst behandeln.

Bei chronischen Unterleibsstörungen hat sich die Bauchmassage hingegen schon oft als hilfreiche Unterstützung gezeigt. Doch auch hier halten Sie bitte Rücksprache mit Ihrem Arzt.

Der Wert der Bauchmassage liegt in der ganzheitlichen Wirkung dieser Heilanwendung. Der gesamte Organismus, Haut, Glieder und Psyche profitieren von einer regelmäßig durchgeführten Bauchmassage. Die Griffe, Knet- und Reibetechniken lassen sich gut selber ausführen, sodass Ort und Zeit der Anwendung unabhängig vom Therapeuten oder von ärztlichen Rezepten frei wählbar ist.

Die Wirkung der Massage hängt auch von der Grifftechnik ab. Doch davon mehr in den Kapiteln über die praktische Anwendung.

Zuerst ist es wichtig zu wissen, was wir zwischen den Fingern haben, wenn wir sanft oder beherzt den Bauch massieren. Mit diesem Wissen können Sie sich selbst viel gezielter behandeln und andererseits unangenehme Nachwirkungen vermeiden.

Auch die Position der inneren Organe sollten Sie kennen. Jedes Organ hat seine spezielle Funktion und kann ganz gezielt mit der Bauchmassage unterstützt werden. Wussten Sie, dass sich Ihre Schultern wieder entspannen, wenn Sie die Leber entspannen?

Der Bauch im Innen und im Außen

Das Leben in unserem Bauch ist vielfältig. Seine Bewohner zu kennen und auf gutem Fuß mit ihnen zu stehen, macht das Leben fröhlich und genussvoll.

Das geheimnisvolle Leben in unserer Mitte

Die Bauchdecke

Mit dieser Grafik können Sie sich ein erstes Bild von der Bauchdecke machen, die unsere Organe nach außen hin schützt und verhindert, dass alles wieder aus uns herausfällt. So ungewöhnlich es auch klingt, die Bauchdecke ist ein Organ des menschlichen Körpers. Sie begrenzt den Bauchraum nach vorne und zu den Seiten und besteht aus verschiedenen Gewebeschichten. Die oberste Schicht ist unsere äußere Haut. Auch diese ist natürlich in unterschiedliche Hautschichten aufgebaut, doch so tief wollen wir hier nicht einsteigen. In der Haut befinden sich Nervenzellen. Wenn wir also über die Haut streichen, die Haut zwicken oder kneten, reizen wir auch diese Nervenzellen. Darüber hinaus werden Meridiane und Reflexzonen auf diesem Wege erreicht.

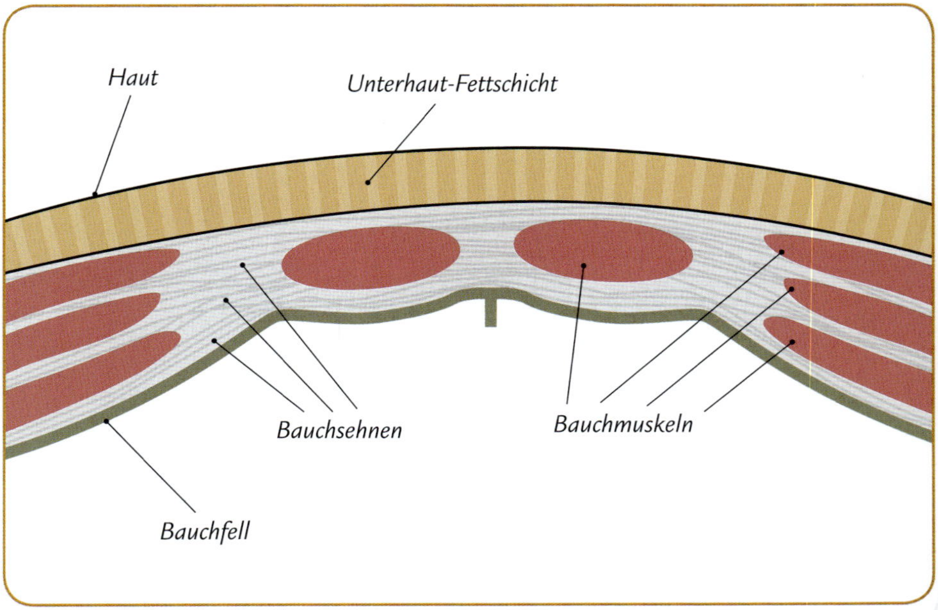

Das Fettgewebe unter der Haut dient dem Körper zur Speicherung von Energiereserven. Wenn sich hier allerdings zu viel Fett anlagert, kommt es zu massiven gesundheitlichen Beeinträchtigungen. Bauchfett ist in der Lage, Hormone zu produzieren, was zu ernsten Störungen des gesamten Hormonhaushaltes führt. Sollten Sie hier also etwas zu viel Reserve für schlechte Zeiten angelegt haben, lesen Sie aufmerksam das Kapitel zum Thema Ernährung.

Die Muskulatur der Bauchdecke ist ganz besonders wichtig für das Zusammenspiel von Herzschlag und Atmung. Ohne eine funktionierende Bauchmuskulatur verflacht die Atmung, die Sauerstoffaufnahme im Körper reduziert sich, und in der Folge entwickeln sich schwere Krankheitsbilder.

Eine weitere Aufgabe der Bauchmuskeln ist die Aktivierung der Nerven, die eine gesunde Funktion des Darms bewirken. Schlaffe Bauchmuskeln führen sehr schnell zu Verstopfung.

Auch der Rücken profitiert von der Kraft der Bauchmuskeln. Ohne eine gut ausgebildete Bauchmuskulatur kann der Körper keine gesunde Haltung entwickeln. Dies geht zulasten der Wirbelsäule und der Rückenmuskulatur. Diese muss dann erheblich mehr arbeiten, was zu Verspannungen führt. Die Gesamtbeweglichkeit des Körpers wird reduziert. Diese reduzierte Beweglichkeit hat Auswirkungen auf die Psyche, denn der Mensch ist ein »Bewegungstier«.

Sollten Sie bei einer Bauchmassage ungewöhnliche Knötchen oder andere Arten von Gewebeverhärtung und schmerzende Zonen ertasten, wenden Sie sich bitte an Ihren Arzt.

Die »Bauchbewohner«: die Organe im Bauchraum

Die Grafik auf Seite 18 veranschaulicht die Lage der Organe im Bauch. Es ist sehr wichtig, diese zu kennen und auch eine allgemeine Kenntnis ihrer Funktion zu haben. Wenn Sie mit der Bauchmassage neu beginnen, ertasten Sie doch einmal die Organgrenzen und lernen Sie Ihren Bauch noch besser kennen. Anfängliche leichte Schmerzen können zu Beginn der Bauchmassage auftreten, wenn das Gewebe der Bauchdecke noch verspannt ist. Das sollte sich aber sehr schnell geben. Ist das Gewebe erst einmal wieder gut durchblutet und in sich beweglich, treten Schmerzen nur auf, wenn sie auf eine Erkrankung des Organs hindeuten sollen. Auch dann gilt wieder: besser den Arzt fragen.

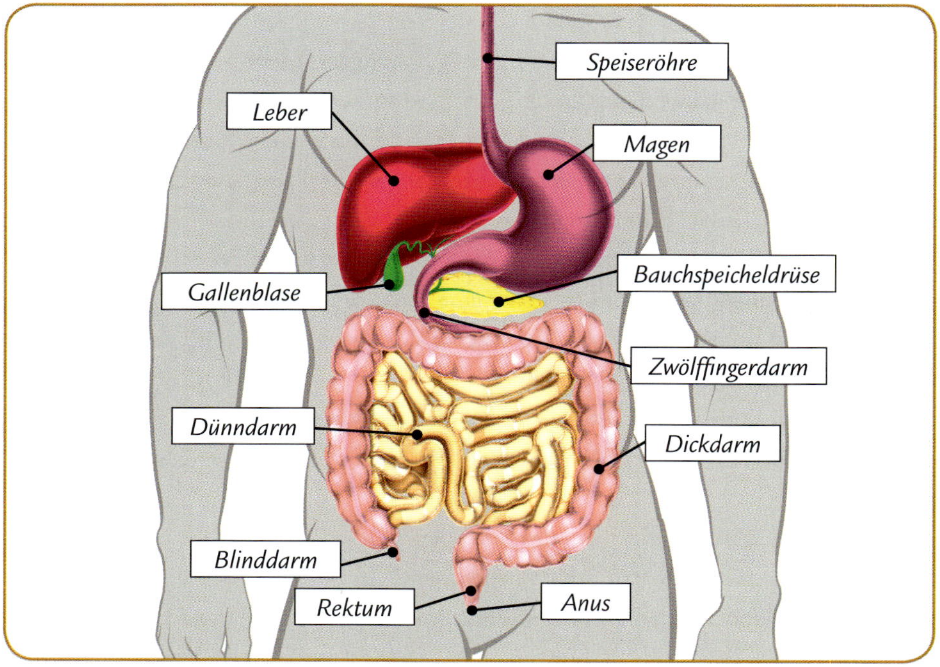

Jedes unserer Organe hat bestimmte Aufgaben zu erfüllen. Dazu gehören die Aufnahme und Verdauung unserer Nahrung, die Verwendung der daraus gewonnenen Nährstoffe im Rahmen aller Stoffwechselfunktionen sowie die Blutbildung und die Produktion von Hormonen. Im Folgenden beschreibe ich die Funktion der Organe etwas genauer.

Der Magen

Der Magen ist die Verlängerung der Speiseröhre (Oesophagus) und liegt links im Oberbauch unterhalb des Zwerchfells zwischen Leber und Milz. Nach hinten liegt er auf der Bauchspeicheldrüse.

Der Magen hat zwei Hauptfunktionen. Er ist das erste Verdauungsorgan und vermengt den zerkauten Speisebrei mit Magensäure, die eine Vorverdauung bewirkt, die im Darm nachher das Aufschließen der einzelnen Bestandteile der Nahrung erleichtert. Mithilfe seiner motorischen Funktion fördert er die zerkleinerten Lebensmittelbestandteile in den nachgeschalteten Zwölffingerdarm.

Der Zwölffingerdarm

Der Zwölffingerdarm ist nur etwa 30 Zentimeter lang. Er gehört zum oberen Teil des Dünndarms und beginnt direkt am Magenausgang. Um in seiner Lage stabil zu bleiben, ist er mit der Rückwand der Bauchhöhle fest verwachsen. Für den allesfressenden Menschen ist dies sehr wichtig, denn der Zwölffingerdarm ist extra für die groben Speisebestandteile der menschlichen Nahrung ausgelegt und braucht eine stabile Position.

Damit der vorverdaute Speisebrei im Dünndarm und im Dickdarm verwertet werden kann, werden im Zwölffingerdarm die in der Bauchspeicheldrüse und der Gallenblase produzierten Enzyme aufgenommen und gemeinsam mit dem Speisebrei in den Dünndarm weitergeleitet. Ohne diese Enzyme könnte die Nahrung im Dünndarm nicht weiter aufgeschlossen und die Nährstoffe daraus nicht verwendet werden.

Der Dünndarm

Die eigentliche Verdauung findet im Dünndarm statt. Hier werden die Nährstoffe aus der Nahrung herausgefiltert und anschließend vom Körper weiterverwertet. Mit einer Länge von bis zu 6 Metern ist er unser längstens Organ. Die Darmwand nimmt die Nährstoffe auf und leitet sie an die Leber weiter, in der sie ihrer weiteren Verwendung zugeführt werden. Die Dünndarmwand spielt für unsere Gesundheit eine große Rolle. Ihre Durchlässigkeit ist ein Grund, warum heute so viele Menschen Milch nur schlecht vertragen. Anders als bei Rohmilch, in der sich dicke Fettpartikel als Rahm absetzen und die noch Bakterien enthält, die die Funktionen des Darms unterstützen, wird die moderne Industriemilch durch Erhitzen von diesen befreit und alle Fettpartikel werdendurch das Homogenisieren gleichmäßig zerkleinert. Aufgrund dessen ist das Enzym Xanthinoxidase (XO) in der Lage, die Darmwand zu durchdringen, und gelangt ins Blut. Auf diese Weise werden Allergien hervorgerufen. Dank der modernen Industriemilch wird der natürliche Schutz, den die Dünndarmwand eigentlich bildet, aufgehoben. Es verwundert nicht, dass Kinder, die auf Bauernhöfen aufwachsen und naturbelassene Milch trinken, deutlich weniger an Allergien erkranken als andere.

Am Übergang vom Dünndarm zum Dickdarm befindet sich der sogenannte »Appendix«, auch als Blinddarm bekannt, was aber nicht richtig ist. Der Appendix ist nur ein wurmartiges Anhängsel an einem Stück Darm, der Blinddarm genannt wird, da dieser wie eine Sackgasse aussieht.

Glaubte man früher, der Appendix sei ein Relikt unserer nebulösen Frühgeschichte, so haben neuere Erkenntnisse um das Team von William Parker von der Duke University in Durham (North Carolina, USA) andere Ergebnisse erbracht.

Im Falle einer Durchfallerkrankung können nützliche Darmbakterien im Appendix überleben. Hier sind sie zusammen mit Molekülen des Immunsystems in eine Schleimschicht mit schützenden Bakterien eingebettet und werden mit Abwehrstoffen versorgt. Nach Abklingen der Durchfallerkrankung können die auf diese Weise überlebenden Darmbakterien sehr schnell den Dickdarm neu besiedeln und dabei schädliche Keime verdrängen.

Der Dickdarm

Die Aufgabe des Dickdarms, der sich aus dem Kolon und dem Rektum zusammensetzt, besteht in der Eindickung des Stuhls durch Wasserentzug. Ein zu langes Verbleiben des Stuhls im Dickdarm kann dazu führen, dass zu viel Flüssigkeit entzogen wird. Der Stuhl wird hart, es kommt zu Verstopfung, da der harte Stuhl nur schwer transportiert werden kann. Im Enddarm liegender, harter Stuhl belastet die dort befindlichen Blutgefäße.

Der Enddarm

Der Enddarm ist das letzte Stück des Weges, den unsere Nahrung durch den Körper nimmt. Mit seinen etwa 20 Zentimetern Länge wird er in zwei Teile unterteilt: den Mastdarm (Rektum) und den Analkanal, von dem er durch einen inneren Schließmuskel (Musculus sphincter ani internus) abgetrennt wird. Im Mastdarm wird der Darminhalt bis zur nächsten Entleerung gespeichert. Die Entleerung erfolgt über den Defäkationsreflex (Entleerungsreflex).

Die Leber

Die Leber ist mit etwa 1,5 Kilogramm Gewicht die größte Drüse des menschlichen Körpers. Sie liegt größtenteils im rechten Oberbauch und kann unter dem Rippenbogen ertastet werden. Sie hat umfassende Aufgaben und ist das wichtigste Organ des Stoffwechsels. Die Leber ist sehr widerstandsfähig. Sogar im erkrankten Zustand ist sie noch in der Lage, ihre Aufgaben zu versehen. Ihre Fähigkeit, sich selber zu reparieren ist erstaunlich. Ihre Hauptaufgabe bestehen in:

- Abbau und Ausscheidung von Stoffen,
- Produktion lebenswichtiger Eiweißstoffe,
- Verwertung von Nahrungsbestandteilen.

Die Leber bildet verschiedene Bluteiweiße, Abwehrstoffe und den Gallensaft, der sich in der Gallenblase sammelt. Sie ist das Hauptentgiftungsorgan. Fast alle Nährstoffe, die aus dem Dünndarm ins Blut gewandert sind, finden ihren Weg zuerst zur Leber und werden dort je nach Bedarf aus dem Blut entfernt, weiterverarbeitet und wieder ans Blut abgegeben. Die Leber ist auch verantwortlich für die Speicherung von Vitaminen und darüber hinaus an den Vorstufen der Stoffe für die Hormonproduktion beteiligt.

Die Leber ist eng in die Steuerung des Zucker-, Fett- und Eiweißstoffwechsels eingebunden und beeinflusst durch die Steuerung von Hormonen auch den Blutzuckerspiegel. Ein zu hoher Insulinspiegel im Blut aktiviert den Abbau von Zucker und verhindert damit den Abbau von Fett in der Leber. Darum ist es sehr wichtig, durch eine ausgewogene Ernährung auf einen ausgeglichenen niedrigen Insulinspiegel hinzuwirken.

Da sich eine angespannte Leber negativ auf den Muskeltonus auswirkt, ist eine entspannende Bauchmassage in der Lage, eine ganzheitlich spürbare Wirkung zu zeigen. Besonders deutlich wird dies bei Verspannungen von Schulter und Nacken.

Die Gallenblase

Die Gallenflüssigkeit wird in der Leber gebildet und in der Gallenblase gesammelt. Der Mensch produziert täglich zwischen 250 und 1000 ml Galle. Diese setzt sich aus unterschiedlichen Bestandteilen zusammen, welche sind: Wasser, Gallensalze, Cholesterin und Phospholipide. Die Gallenflüssigkeit wird bei der Nahrungsaufnahme aus der Gallenblase in den Zwölffingerdarm ausgeschüttet. Dort ist sie an verschiedenen Aufgaben beteiligt wie:

- der Fettverdauung,
- dem Transport von Wasser und löslichen Substanzen (Fette und Vitamine A, D, E, K),
- der Regulation des Cholesterinstoffwechsels,
- der Anregung der Darmbewegung,

- der Aktivierung der Flüssigkeiten aus der Bauchspeicheldrüse,
- dem Transport von Abbauprodukten.

Im Dünndarm werden die Gallensäuren nach Erfüllung ihrer Aufgaben wieder aufgenommen und zur Leber zurücktransportiert. Dort beginnt der Kreislauf von Neuem. Bei einem Stau in der Gallenblase (zum Beispiel aufgrund einer stressbedingten Verkrampfung) wirkt eine Bauchmassage sehr schnell lindernd.

Die Bauchspeicheldrüse

Die Bauchspeicheldrüse liegt hinter dem Magen. Sie sondert Enzyme ab, die im Dünndarm helfen, Nahrung zu verdauen und Nährstoffe aufzunehmen. Ihr Hauptgang mündet zusammen mit dem Hauptgallengang in den Zwölffingerdarm. Eine wichtige Aufgabe der Bauchspeicheldrüse ist die Bildung des Hormons Insulin. Es kontrolliert den Blutzuckerspiegel. Nimmt der Mensch zu viel Nahrung mit leicht verfügbarem Zucker auf, regt der hohe Insulinspiegel die Leber an, die überschüssige Energie in Fett umzuwandeln. Dies geschieht zum Beispiel durch regelmäßigen Konsum von Alkohol, Süßigkeiten und Backwaren aus Auszugsmehlen.

Die Milz

Die Milz befindet sich in der Nähe des Magens auf der linken Seite im Oberbauch und kann unter dem linken Rippenbogen getastet werden.

Sie dient der Bildung neuer und der Aussortierung überalterter roter Blutkörperchen, der Produktion und Speicherung von weißen Blutkörperchen sowie der Abwehr körperfremder Stoffe.

Die Geschlechtsorgane und die Blase

Im tiefen Beckenraum (also zwischen Ihren Hüftknochen) direkt hinter dem Schambein befindet sich die Blase. Beim Mann liegt hinter der Blase die Prostata, bei der Frau sitzt hier die Gebärmutter. Rechts und links an deren Seite liegen die Eierstöcke.

Die Blase dient der Ausscheidung flüssiger Abfallprodukte. Eine Entzündung der Blase, zum Beispiel durch eine bakterielle Infektion, kann äußerst schmerzhaft sein.

Die Prostata dient der Produktion von Samenflüssigkeit. Eine Vergrößerung der Prostata drückt auf den Harnleiter und behindert die Ausscheidung.

Bei Störungen der inneren Geschlechtsorgane mit krampfartigen Schmerzen (besonders während der Menstruation) wirkt eine Bauchmassage entkrampfend und schmerzlindernd.

Sanftes Reiben oberhalb des Schambeins kann bei einer Blasenentzündung die Heilung beschleunigen.

Vorteile der Bauchmassage

Alle Organe im Bauchraum können die unterschiedlichsten Krankheiten entwickeln, von akuten und chronischen Entzündungen über Funktionsstörungen bis hin zu Krebs. Eine Bauchmassage kann den Erkrankungen der inneren Organe entgegenwirken. Da die Massage den gesamten Unterbauch belebt und die Durchblutung erhöht, werden Giftstoffe schneller abtransportiert, es gelangt mehr Sauerstoff in die Organe, ihre Funktion wird verbessert und die gesamte Gesundheit stabilisiert. Dies wirkt sich natürlich auf den ganzen Körper und die Psyche aus. Sind allerdings Organe ernsthaft erkrankt, darf eine Massage nur unter bestimmten Umständen erfolgen und sollte sanft sein. Besprechen Sie in diesem Fall mit Ihrem Arzt, auf welche Weise eine sanfte Bauchmassage die Genesung des Organs unterstützen kann.

Da die Bauchmassage ganz besonders auch die Ausscheidung von Giftstoffen über den neu aktivierten Darm anregt, werden Sie auch äußerlich bald positive Veränderungen feststellen. Das Hautbild strafft und klärt sich, die Muskulatur wird beweglicher und elastischer, und Ihre Stimmung verändert sich. Ihr Bauch ist der verlässlichste Partner auf dem Weg zum Glück!

Schmetterlinge im Bauch

Wer kennt es nicht, dieses aufgeregte, feine Kribbeln, das mit freudiger Erwartung oder dem Erblühen einer neuen Liebe einhergeht?

Ich finde Schmetterlinge im Bauch wundervoll! Und obwohl ich schon viele Jahre mit meinem Mann glücklich verheiratet bin, gelingt es mir nach wie vor, die wundervollen Schmetterlinge immer wieder neu zu beleben.

Lunge und Darm aktivieren – eine einfache Yoga-Übung

Diese Übung ist wunderbar geeignet, um vor einer Bauchmassage oder einfach mal zwischendurch den Darm und die Lungenfunktion anzuregen. So wird die Verdauung verbessert und die Ausscheidung von Giftstoffen über den Atem erleichtert. So geht's:

- Stehen Sie aufrecht mit durchgestreckten Knien. Hinter Ihrem Rücken haken Sie Ihre Daumen ineinander. Hier befinden sich die Endpunkte des Lungenmeridians. Nun strecken Sie die Zeigefinger (Beginn des Dickdarmmeridians) und bilden mit den restlichen Fingern jeder Hand eine lose Faust. Die Arme sind so weit es möglich ist, in den Ellenbogen gestreckt. Atmen Sie tief ein und füllen Sie bewusst zuerst den oberen Brustkorb mit Luft. Atmen Sie aus und beugen Sie sich dabei weit nach vorn und unten. Heben Sie ihre Arme durchgestreckt und mit den verschränkten Händen, so weit es Ihnen möglich ist, über Ihren Kopf nach vorne. Es ist nicht wichtig, wie tief Sie dabei in der Vorwärtsbeuge nach unten kommen. Machen Sie es einfach so gut, wie Sie können.

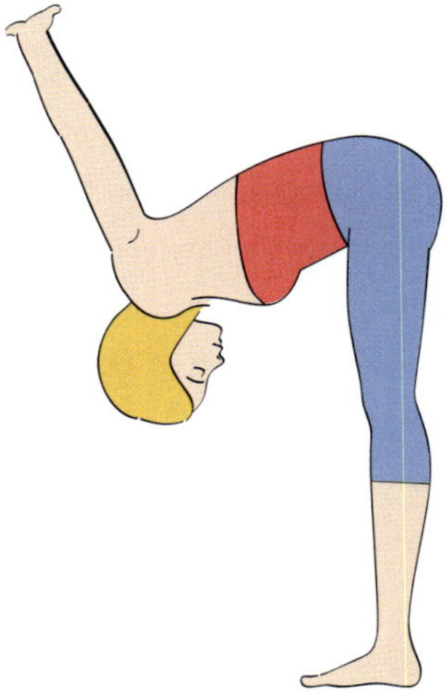

- Bleiben Sie für einige ruhige, tiefe Atemzüge (ca. drei bis fünf, langsam auf sieben steigern) in dieser Position und entspannen dabei den Beckenboden (Schließmuskeln und unterer Bauch).
- Sie werden bei dieser Übung sicherlich die Anspannung im unteren Rücken, in der Rückseite der Beine und in den Armen wahrnehmen.
- Atmen Sie in der Vorbeuge bewusst ein und aus. Mit der Zeit werden Sie spüren, wie sich beim Ausatmen die Spannungen lösen und sich beim Einatmen neue Energie in diesen Zonen ausbreitet.
- Richten Sie sich während des Einatmens langsam wieder auf. Lösen Sie die Finger und schütteln Sie die Arme locker aus.
- Wiederholen Sie diese Übung drei- bis fünfmal.

Doch auch der Weltschmerz, die tiefe Traurigkeit, ist im Bauch angesiedelt. So wie ich mir als Kind immer vorgestellt habe, es gebe im Himmel eine Maschine, die Wolken herstellt, so ist der Bauch die Maschine, die Gefühle erzeugt. Salopp gesagt sind Gefühle reine Biochemie. Je nachdem, welche Hormone gerade in welcher Mischung in uns vorhanden sind, können wir uns fröhlich, verliebt, voller Tatendrang, müde, gestresst, ängstlich oder traurig fühlen. Dachte man früher, dass es überwiegend die Hormondrüsen im Gehirn sind, die unsere Emotionen steuern, so weiß man heute durch neuere Studien, dass die Bauchorgane und hier besonders der Darm einen sehr hohen Anteil daran haben.

Die Biochemie des Glücks

Ein wichtiger Botenstoff (Neurotransmitter) für das Glück ist das Serotonin. Bereits 1930 hat der Wissenschaftler Vittorio Erspamer einen Stoff im Darm gefunden, der dafür sorgt, dass sich die glatte Muskulatur des Darms zusammenzieht. Er nannte diesen Stoff »Enteramin«. 1948 fanden Arda Green und Irvine Page eine Substanz, die die Blutgefäße zusammenzieht, und nannten sie »Serotonin«. Wenige Jahre später konnte nachgewiesen werden, dass es sich bei beiden Substanzen um ein und dasselbe handelt. Der Name Serotonin ist allgemein bekannter. Es kommt zu über 90 Prozent im Darm vor und wird dort gespeichert.

Serotonin findet sich schon in einzelligen Organismen und bereichert uns über die Nahrung, in dem wir unseren Speisezettel besonders mit Walnüssen, Bananen, Kiwis, Pflaumen, Tomaten, Kochbananen, Ananas und Kakao bestücken.

Serotonin entfaltet seine Wirkungen insbesondere auf das Herz-Kreislauf-System, den Magen-Darm-Trakt und das zentrale Nervensystem. Aber auch der Augeninnendruck wird davon gesteuert.

Seine ganz besondere Funktion entfaltet das Serotonin aber durch seine Auswirkung auf unsere Stimmung. Dies geschieht unter anderem über seine Funktionen im Zentralnervensystem. Hier sorgt das Serotonin für Wohlbefinden. Es steuert den Grad der Zufriedenheit, der inneren Ruhe und Sicherheit. Dabei dämpft es Ängste, Hunger, depressive Verstimmungen und Aggressionen. Ein Mangel an Serotonin kann also sehr unangenehme Folgen haben. Wenn Sie dafür sorgen, dass es Ihrem Bauch gut geht, dann wird dieser dafür sorgen, dass es Ihnen gut geht.

Eine Bauchmassage, die die Darmfunktionen verbessert, sorgt also dafür, dass die Bauch-Kopf-Kommunikation über den Neurotransmitter Serotonin besser funktioniert. Dafür ist eine Vorstufe des Serotonins, die Aminosäure L-Tryptophan, notwendig, denn das Gehirn muss sich sein Serotonin selber zusammenbauen. Aminosäuren sind die kleinsten biochemischen Baustoffe, aus denen viele wichtige Stoffe im Körper hergestellt werden. Einige davon können wir selber bilden, andere müssen wir in ausreichender Form aus der Nahrung zu uns nehmen. L-Tryptophan gehört zur letzten Gruppe und kommt vorwiegend in eiweißreicher Nahrung vor.

Zum Glücklichsein gehört also auch die richtige Nahrung. Mit industriell verarbeiteten Lebensmitteln wird das nichts, denn unser Körper steht in vielen Bereichen noch auf der Stufe der Steinzeit. Je naturbelassener und je besser gekaut unsere Nahrung ist, desto eher können der Darm und das Gehirn L-Tryptophan aufnehmen und daraus das dringend benötigte Serotonin bilden.

Zu den besten pflanzlichen Lieferanten von L-Tryptophan zählen Nüsse, Pilze, Sesam, Amarant, Quinoa, Hirse und Hafer. Hirse und Hafer gehörten früher zu den täglich genutzten Nahrungsmitteln, sind jedoch in unseren Küchen dem bequem gezüchteten Weizen zum Opfer gefallen.

Wohlsein auch am Arbeitsplatz – eine Minimassage

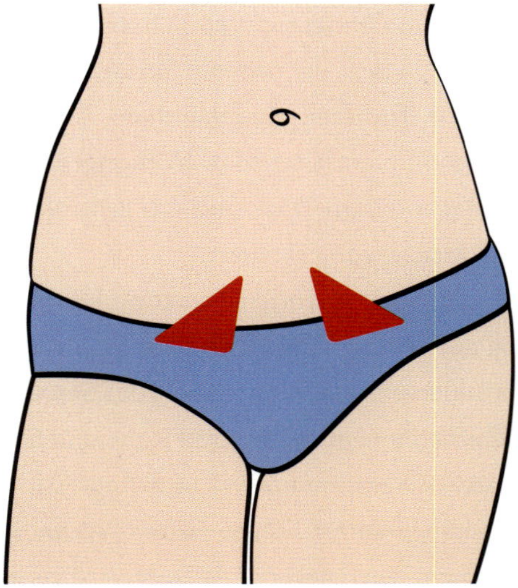

Auf dieser Abbildung sehen Sie die Dünndarmreflexzonen im Unterbauch.

Nachdem Sie Ihr Serotonin-Müsli (siehe rechts) genossen haben, können Sie mit einem sanften Druck auf diese Zonen den Dünndarm anregen. Legen Sie dazu Ihre Fingerspitzen auf die Zonen. Sie finden sie etwa drei Finger breit von den Hüftknochen zur Bauchmitte hin und zwei bis drei Finger breit oberhalb des Schambeinrandes. Drücken Sie

Ein Müsli, das glücklich macht und nebenbei auch schlank

Sie benötigen:

- ½ bis 1 Tasse Vollkornhaferflocken (am besten frisch geflockt im Flocker)
- 1 EL gemahlener Amarant
- 1 EL gemahlene Quinoa (das Mahlen geht gut im Mixer)
- 1 EL Nüsse (besonders Cashewkerne und Walnüsse)
- ein paar getrocknete Beeren, zum Beispiel Berberitze oder Heidelbeeren, oder eine klein geschnittene Banane mit etwas deutschem Imkerhonig süßen

Zubereitung immer morgens: Geben Sie alles zusammen in eine Schüssel. Fügen Sie so viel Wasser, natürlichen Fruchtsaft, Mandelmilch oder Kokoswasser hinzu, dass ein weicher Brei entsteht. Lassen Sie das Müsli quellen, während Sie im Bad sind, und essen Sie es dann auf nüchternen Magen.

Wenn Sie morgens nicht frühstücken, nehmen Sie es in einer Schüssel mit zur Arbeit. Es ist wichtig, das Müsli auf nüchternen Magen als erste Mahlzeit des Tages zu essen oder wenn die letzte Mahlzeit 4 Stunden zurückliegt. Die enthaltenen Kohlenhydrate liefern Energie für die Muskulatur, das enthaltene L-Tryptophan kann in dieser Kombination hervorragend und schnell vom Gehirn aufgenommen werden.

L-Tryptophan stellt sich vor dem »Gehirntor« immer hinten an. Das Gehirn nimmt es von allen Aminosäuren immer als Letztes auf. Haben die Muskeln aber nach Sport oder einer Nahrungspause einen großen Bedarf an Aminosäuren, sind diese schon weg, wenn das L-Tryptophan am Gehirn ankommt.

Nun empfiehlt es sich, nach dem Müsli eine weitere Stunde nichts zu essen, um diesen Prozess nicht zu stören. Sie dürfen die Gesamtmenge des Müslis gerne erhöhen, wenn es Ihnen so bekommt und Sie mehr Hunger haben. Süßen Sie bitte nicht mit weißem Zucker und verwenden Sie keine Kuhmilch aus dem Supermarkt! Trinken Sie im Anschluss reichlich Wasser oder ungesüßten Kräutertee, damit sich die Mischung großflächig im Darm verteilen kann und viele Rezeptoren erreicht werden. Das gebildete Serotonin sorgt für einen Hunger-Stopp und hellt nebenbei die Stimmung auf.

kurz auf diese Zonen und lassen Sie schnell wieder los. Wiederholen Sie dies einige Male. Es entsteht durch das Zurückschnellen der Bauchdecke ein anregender Impuls.

Nachdem Sie nun so viel über das Glück im Bauch gelernt haben, will ich Ihnen auch verraten, wie Sie die Schmetterlinge der Liebe wieder dorthin zurückholen können.

Meditation der Schmetterlinge

Finden Sie einen Ort, an dem Sie ungestört sind, schalten Sie alle elektronischen Geräte aus und machen Sie es sich bequem. Es ist dabei egal, ob Sie lieber sitzen oder liegen.

Schließen Sie die Augen und lassen Sie Ihren Atem in seinem ganz natürlichen Rhythmus kommen und gehen. Richten Sie Ihre Aufmerksamkeit nach ein paar Atemzügen auf Ihren Bauch. Beobachten Sie über einige weitere Atemzüge das Heben und Senken der Bauchdecke und stellen Sie sich vor, wie es in Ihrem Bauch langsam angenehm warm wird.

Wandern Sie nun mit Ihrer Erinnerung zurück in eine Zeit, in der Sie frisch verliebt waren. Wenn Sie aktuell in einer Beziehung sind, dann wählen Sie zuerst den Beginn dieser Beziehung. Machen Sie sich die kleinen Dinge bewusst, die damals die Schmetterlinge in Ihrem Bauch geweckt haben. Ein Lächeln, eine kleine Geste, eine besondere Situation, machen Sie das alles wieder lebendig.

Wenn Sie nicht visuell orientiert sind, dann sind es vielleicht Gespräche oder auch bestimmte Düfte, die die Gefühlserinnerungen wecken können. Spüren Sie in Ihren Bauch hinein! Nähren Sie das feine Kribbeln der Schmetterlinge mit jeder neuen Erinnerung. Wenn Sie möchten, gehen Sie noch weiter zurück und sammeln Sie Schmetterlingsnahrung aus lang vergangenen Beziehungen auf. Jede Erinnerung, die die frische Freude der neuen Liebe in sich trägt, stärkt die Kraft der Schmetterlinge. Genießen Sie das Gefühl im Bauch, so lange Sie wollen, und bringen Sie es mit einem tiefen Atemzug und einem wohligen Dehnen und Strecken mit in den Alltag.

Wenn Sie in Zukunft Ihren Partner sehen, schenken Sie einander eine Sekunde Schmetterlingsgefühl. So halten Sie Ihre Liebe lange frisch.

Der Bauch, das zweite Gehirn

Bauch und Gehirn sind nicht nur in Gefühlsdingen eng miteinander verbandelt. Heute spricht man oft vom »zweiten Gehirn«, wenn vom Darm die Rede ist. Doch eigentlich ist es genau umgekehrt. Das erste System, das Darmgehirn, entwickelt sich bei allen Lebensformen als Erstes. Von hier aus werden alle Stoffwechselvorgänge organisiert und gesteuert. Im Darm werden Aminosäuren zu neuen Botenstoffen mit den unterschiedlichsten Aufgaben weiter aufgebaut.

Doch für die Spezialisierung der Sinnesorgane war die Entwicklung eines zweiten Gehirns notwendig. Das Suchen, Finden und Verarbeiten von Nahrung stand dabei im Vordergrund, neben der Vermehrung der Art. So war es auch bei der Entwicklung des Menschen.

Erst der Homo ergaster vor etwa 1,5 Millionen Jahren soll durch die Nutzung des Feuers in der Lage gewesen sein, das Nahrungsangebot besser zu nutzen. Rohkost schön und gut, doch viele Nährstoffe bleiben in den Fasern der Rohkost eingeschlossen und können vom menschlichen Körper nicht genutzt werden. Erst durch das Kochen werden diese Nährstoffe zugänglich. Das zweite Gehirn im Kopf konnte sich dank des erhöhten Angebots besser entwickeln, und auch der Zuwachs an Energie kam dem Menschen bei seiner Ausbreitung zugute.

Der Neurobiologe Dr. Michael Gershon von der Columbia University hat nun eine bedeutende Entdeckung gemacht: Unser Bauch besitzt ein selbstständig funktionierendes Nervensystem, das mit sehr viel mehr Nervenzellen ausgestattet ist, als unser Gehirn. Da auch hier der größte Anteil des Serotonins vorhanden ist gehen Forscher inzwischen davon aus, dass das »Bauchgefühl« nicht nur eine Redensart ist. Das Nervensystem im Darm sendet Signale an unser Gehirn und nimmt damit auch Einfluss auf unser Unterbewusstsein.

Intuition – Entscheidungen aus dem Bauch heraus

Sie kennen das bestimmt auch: Sie wälzen im Kopf ein Problem und finden keine Lösung. In dieser Situation ist der Bauch angespannt. Der Kiefer ist ebenfalls oft angespannt. Nun drückt es plötzlich im Bauch. Sie gehen zur Toilette und – lassen los! Und genau da kommt Ihnen der Geistesblitz! Sie haben die Lösung des Problems! Den Seinen gibt es der Herr im Schlaf ... und auf dem Klo!

Ist der Bauch entspannt, klappt es besser mit der Kommunikation zum Gehirn. Die richtigen Botenstoffe lösen nun auch dort eine Entspannung aus, die verklemmte Tür zur Schublade mit den Lösungen öffnet sich.

Trauen Sie sich, Ihren Bauchentscheidungen zu vertrauen. Sie entsprechen oft eher der Realität als Entscheidungen durch logische Überlegungen.

Darum sollten Sie auf Ihren Bauch hören:

- Bauchintuition nutzt Erfahrungen, die gerade nicht bewusst sind.
- Bauchintuition nutzt Gefühle.
- Bauchintuition vereinfacht komplizierte Sachverhalte.
- Bauintuition wirkt als Frühwarnsystem.

Doch Achtung: Das Bauchgefühl ist nicht unfehlbar. Gerade der Bereich der Wiedererkennung von Gefühlen in Bezug auf bestimmte Situationen und Personen kann die Trefferquote senken. Doch hier ist eigentlich das Gehirn verantwortlich. Es vergleicht neue Situationen mit alten Erfahrungen. Sieht also der neue Geschäftspartner aus wie Onkel Erhard, der Sie als Kind immer gekniffen hat (= negative Emotion), wird das Gehirn diese Ähnlichkeit auswerten und von diesem Geschäftspartner abraten. Wenn Sie aber den Bauch fragen, wie er zu dieser Geschäftsverbindung steht, wenn der Geschäftspartner aussähe wie der nette Nachbar Herr Möller, werden Sie feststellen, dass das Ergebnis ein anderes wäre.

Bleiben Sie deshalb dran am Bauchgefühl und üben Sie, diesem zu vertrauen und bei Fehlentscheidungen die Ursache zu analysieren. Folgende Übung kann Ihnen dabei helfen:

Übung für die Intuition

Diese Übung hilft Ihnen, Ihre Bauchintuition zu schulen, damit Sie Ihrem Bauch immer mehr vertrauen können.

Nehmen Sie sich etwas Zeit und setzen Sie sich bequem in einen Sessel oder auf einen Stuhl. Schließen Sie die Augen, und atmen Sie tief in den Bauch. Entspannen Sie dabei auch Ihre Schultern, Ihren Kiefer und Ihren Po. Nach einigen Atemzügen sagen Sie zu Ihrem Bauch: »Wir üben die Signale für Ja und Nein.« Überlegen Sie sich eine Frage, auf die die Antwort eindeutig »Ja« lautet, wie zum Beispiel die Frage nach Ihrem Vornamen oder Ihrer Augenfarbe. Sie sagen also: »Sind meine Augen braun?« Da Ihre Augen in unserem Beispiel braun sind, achten Sie nun auf ein Zeichen in Ihrem Bauch, das für »Ja« stehen kann. Dies kann ein warmes Strömen sein, ein Gefühl von Leichtigkeit, oder vielleicht sehen Sie auch in Ihrem Bauch eine Ampel, die auf Grün geschaltet ist. Stellen Sie mehrere Ja-Fragen. Bleiben Sie dabei entspannt und finden Sie heraus, welches Signal ganz eindeutig »Ja« sagt.

Wiederholen Sie nun die Übung mit Fragen, deren Antwort eindeutig »Nein« lautet. Ist da vielleicht eine Anspannung im Bauch zu spüren, eine Schwere, eine Kälte oder ein Ampelsignal mit einer roten Lampe?

Wenn Sie gerne mit inneren Bildern arbeiten, können Sie auch selber bestimmen, welche inneren Bilder in Ihrem Bauch Ja oder Nein sagen. Es ist alles nur eine Frage der Übung. Nehmen Sie sich regelmäßig Zeit und trainieren Sie Ihre Intuition auf diese Weise. Sie werden feststellen, dass Ihr Bauch immer sicherer und klarer in seinen Antworten wird und Sie immer besser verstehen, was er Ihnen mitteilt.

Wie stark der Bauch unser Verhalten steuert, wurde in interessanten Studien untersucht. Der Amsterdamer Psychologe Ap Dijksterhuis ließ im sogenannten »Posterexperiment« freiwillige Studenten Kunstposter bewerten.

Die erste Gruppe sollte akribisch das Für und Wider auflisten und daraus zu einer Entscheidung kommen. Die zweite Gruppe sollte aus dem Bauch heraus entscheiden. Die dritte Gruppe sah die Poster nur kurz und musste nach einer Ablenkung das Lieblingsposter sehr schnell auswählen. Das Ergebnis lässt tief blicken – in den Bauch hinein. Nach mehreren Wochen wurde die Zufriedenheit mit dem gewählten Poster überprüft.

Wer sein Bild dank rationeller Überlegung auswählte, war damit mehrheitlich unzufrieden; die Spontanentscheider waren noch recht zufrieden mit ihrer Wahl, doch am glücklichsten waren diejenigen, die nach Ablenkung sehr schnell entscheiden mussten. Bei ihnen übernahm das Unterbewusstsein gänzlich die Bewertung. Und weil dessen Leistung offenbar größer und vielschichtiger ist, trafen sie die bessere Wahl.

So hängt auch unsere Persönlichkeit vom Geschehen in unserem Bauch ab. Roman Stilling arbeitet am Alimentary Probiotic Centre der Universität Cork und untersuchte dies an Mäusen, die unter sterilen Bedingungen aufgezogen wurden. Sie besaßen keine sogenannte Darmflora, also keine Bakterien im Darm. Diese Mäuse waren ungewöhnlich in ihrem Verhalten, sehr selbstbezogen, abenteuerlustig und aggressiv. Kamen sie jedoch in Kontakt mit natürlichen Darmbakterien und wurden davon besiedelt, änderte sich ihr Verhalten vergleichbar mit dem normaler Mäuse.

Das Zusammenspiel von Darmbakterien und Hirnkommunikation wird derzeit weiter erforscht, denn der Mensch kann von diesen neuen Erkenntnissen sehr profitieren. Zeigt es doch jetzt schon, wie wichtig es ist, dass wir unseren Bauch ernst nehmen und pflegen.

Übung: Den Dünndarm entspannen

Wenn Sie schnell unter Übelkeit, Völlegefühl und Appetitlosigkeit leiden und es Ihnen schwerfällt, sich aufrecht zu halten, ist der Übergang zwischen Zwölffingerdarm und Dünndarm angespannt. Der Physiotherapeut David Boeger hat im Rahmen der von ihm entwickelten Boeger-Therapie® (www.boegertherapie.com) auch eine Selbsthilfetechnik zur Entspannung der Bauchorgane entwickelt. Da eine Spannung der Organe Auswirkungen auf die Muskeln und die Wirbelsäule hat und sich die Organe untereinander beeinflussen, ist eine Entspannung der Organe wichtig. Vollständig ausgeführt beginnt sie mit der Leber, wandert über den Oberbauch zum Dünndarm und dann zum Dickdarm. Doch bei Bedarf können die Elemente auch einzeln genutzt werden.

So geht es:
Bei jeder Organentspannung tritt zu Beginn ein Schmerz auf, der sich außer bei der Leber als spitz und hell wahrnehmen lässt. Er sollte nach 30 Sekunden nachlassen. Ist dies nicht der Fall, sollte das gesamte Organsystem einer Entspannungsbehandlung unterzogen werden. Ein Boeger-Therapeut kann Ihnen weiterhelfen.
Behandelt wird der Übergang vom Zwölffingerdarm zum Dünndarm. Sie finden ihn auf der linken Bauchseite, etwa zwei Finger breit oberhalb des Bauchnabels und zwei Finger breit nach links verschoben. Lassen Sie die Finger der linken Hand an der bezeichneten Stelle senkrecht in den Bauch einsinken. Ertasten Sie den empfindlichen Punkt in der Tiefe. Dort befindet sich die Spannung.

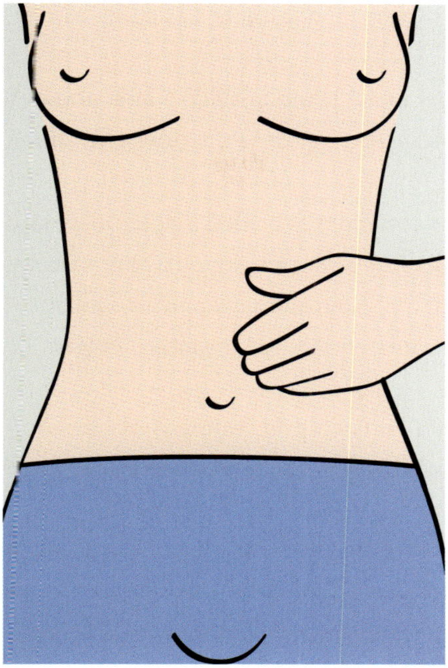

Beschweren Sie mit der rechten Hand die Finger der linken Hand und üben Druck in die Tiefe aus. Atmen Sie drei Atemzüge gegen diesen Druck tief in den Bauch ein. Ein auftretender Schmerz sollte nach 30 Sekunden nachlassen. Lassen Sie dann wieder los. Atmen Sie ruhig und gleichmäßig weiter. Ihre Aufmerksamkeit bleibt im Bauch. Nehmen Sie eine Veränderung wahr?

Tritt ein Gefühl von sanfter Wärme auf, das den Anstieg der Durchblutung anzeigt? Können Sie tiefer und entspannter atmen? Fühlt sich Ihr unterer Rücken lockerer an? Dann war die Selbstbehandlung erfolgreich.

Selbstschutz aus dem Bauch heraus

Der Bauch wird von uns oft als schützendes und stützendes Zentrum wahrgenommen. Der Körpertrainer Joseph Pilates nannte den Bauch daher »Powerhouse« und legte in seinem Training besonderen Wert auf eine Stärkung dieser Region. Doch nicht nur körperlich, sondern auch psychisch ist die Kraft in unserem Bauch wichtig, damit wir uns im Alltag kraftvoll und sicher fühlen.

Haben Sie den Eindruck, zu viele Dinge verlangen Ihre Aufmerksamkeit und erschöpfen Ihre Energien? Sind Sie leicht angreifbar und müde, so kann die folgende kleine Übung hier Abhilfe schaffen. Sie lässt sich auch schnell und unauffällig am Arbeitsplatz ausführen.

Übung: Bauch-Schutzschild

Setzen Sie sich aufrecht auf Ihren Stuhl oder stellen Sie sich hin, die Füße stehen hüftbreit fest am Boden. Legen Sie die rechte Hand auf Ihren Bauchnabel und die linke auf Ihr Steißbein. Schließen Sie die Augen und atmen Sie einige Atemzüge tief in den Raum zwischen Ihren Händen hinein. Je ruhiger und je tiefer Sie dabei atmen, desto besser.

Im zweiten Schritt legen Sie den Mittelfinger der einen Hand auf den Nabel und den Mittelfinger der anderen Hand auf Ihr drittes Auge. Das ist der Punkt zwischen Ihren Augenbrauen.

Schließen Sie wieder die Augen. Ziehen Sie einatmend mit beiden Fingern die Haut nach oben Richtung Kopf, ohne dabei die Punkte zu verlassen, so als wollten Sie die Punkte nach oben schieben. Wandern Sie dabei mit Ihrer Aufmerksamkeit vom Stirnpunkt über den Kopf nach hinten, die Wirbelsäule entlang nach unten. Folgen Sie einfach Ihrem inneren Auge auf dieser Linie.

Wenn Sie ausatmen, lösen Sie den Zug auf den Punkten und wandern mit der Aufmerksamkeit vom Stirnpunkt an der Vorderseite des Körpers hinunter. Wiederholen Sie dies mindestens fünfmal.

Auf diese Weise aktivieren Sie zwei Hauptmeridiane Ihres Körpers. Sie schenken Ihnen Energie, Klarheit und ein beruhigendes Nervensystem. Sehr sensitive Menschen können sich mit dieser Übung vor einem Übermaß an äußeren Eindrücken schützen.

Die so gewonnene neue Klarheit und innere Sicherheit machen es Ihnen leichter, die Signale aus Ihrem Bauch wahrzunehmen und sich von verwirrenden äußeren Einflüssen zu lösen. Je besser der innere Dialog mit Ihrem Bauch gelingt, desto leichter werden Ihnen Entscheidungen fallen, und Sie werden feststellen, dass das Leben einfacher wird.

Der unglückliche Bauch

Unser Bauch hält eine Menge aus. Doch wenn wir uns über einen längeren Zeitraum ungesund ernähren und zu viel Stress haben, reagiert er empfindlich. In der Regel beginnt es mit einer angespannten Muskulatur. Dieser Schutzpanzer soll uns vor einem Zuviel aus allen Lebensbereichen schützen. Wir beißen die Zähne zusammen, um uns durchzubeißen, wir kneifen den Po zusammen, um weniger angreifbar zu sein, und damit blockieren wir unser Energiesystem. Erstaunlich ist es, in welchem Maße Mund und After miteinander in Verbindung stehen. Machen Sie doch einmal den

Selbstversuch: Kneifen Sie Po und Kiefer zusammen und versuchen Sie dabei, tief zu atmen. Sie werden feststellen, wie schwer es Ihnen fällt. Nun lösen Sie die Spannung im Kiefer und erst danach die Spannung im Po. Fällt Ihnen auf, dass sich der Kiefer noch mehr entspannt, wenn Sie den Po lösen, es vorher aber auch gar nicht so leicht ist, nur den Kiefer zu lösen?

Wenn Sie unter Hämorrhoiden leiden, dann sollten Sie sich öfter um eine Entspannung von Kiefer und After bemühen. Hämorrhoiden sind Schwellkörper im Enddarm, in denen es durch Verspannungen zu Blutstauungen kommen kann. Die Schwellkörper vergrößern sich, und es kommt zu Juckreiz, Schmerzen und Blutungen. Mithilfe der Bauchmassage können Sie den gesamten Unterbauch so entspannen, dass auch der Enddarm davon profitiert.

Im Bauch kann eine Menge nicht so richtig laufen. Wenn Sie unter Schmerzen der unterschiedlichsten Art leiden, Durchfall haben oder von Übelkeit geplagt werden und diese Beschwerden länger als 3 Tage anhalten oder sich schnell verschlimmern, dann ist ein Besuch beim Arzt unerlässlich. Es würde zu weit führen, hier jede Krankheit aufzuführen, die uns im Bauch beschäftigen kann. In den meisten Fällen handelt es sich um Viruserkrankungen, die schnell wieder vorbeigehen.

Unsere Psyche macht sich im Bauch nicht nur mit akuten, sondern auch mit chronischen Störungen bemerkbar.

Das Bauchgehirn und das Kopfgehirn stehen über den Vagusnerv in einem engen, kommunikativen Kontakt. Erstaunlicherweise wandern beachtliche 90 Prozent der gesamten Informationen in Form von Nervenimpulsen und Hormonen vom Bauch in Richtung Gehirn. Nur 10 Prozent der Nerveninformationen gehen laut Dr. Marcus Franz, ehemals Ärztlicher Direktor des Hartmannspitals in Wien, vom Gehirn in Richtung Darm.

Löst das Gehirn Stressalarm aus, bedeutet das für die Bauchorgane: System herunterfahren, alle Aktivitäten auf minimale Basis einstellen. Dies führt dann zu Bauchschmerzen, Blähungen, Verstopfungen oder plötzlichem Durchfall. Professor Peter Holzer von der medizinischen Universität in Graz stellte fest, dass unsere Gemütslage viel stärker vom Darm beeinflusst wird, als wir bisher geglaubt haben.

Ich konnte dies gerade am eigenen Leib erfahren, als ein Antibiotikum meine Darmflora stark schädigte. Ich litt Tage lang unter depressiven Verstimmungen.

Unsere Sprache – Spiegel der Seele

Der übersäuerte Magen, der nichts mehr verdauen kann, zeigt sich in Sprichwörtern wie »Das schlägt mir auf den Magen«, »Das muss ich erst mal verdauen«. Auch Störungen der Leber und der Galle sind in der Sprache erkennbar: »Dem ist wohl eine Laus über die Leber gelaufen«, »Mir läuft die Galle über« und Ähnliches.

Darmerkrankungen wie Colitis ulcerosa und Morbus Crohn als chronische Entzündungen in Dünndarm und Dickdarm werden stark durch die psychische Haltung begünstigt. Mehr Gelassenheit im Alltag, eine andere Ernährung und – sofern noch keine Darmwandschädigungen vorliegen – eine sanfte Bauchmassage haben bei diesen Erkrankungen schon Wunder gewirkt.

Dr. Michael Gershon fand heraus, dass bei Darmerkrankungen wie zum Beispiel dem Reizdarmsyndrom die Kommunikation zwischen Darm und Gehirn gestört ist. Die Neuronen im Darm sind permanent aktiv. Der Patient hat also einen hyperaktiven Darm. Der Auslöser dafür ist Stress. Dabei handelt es sich in der Regel um einen Stress, der gar nicht so leicht spürbar ist. Die Dauerbelastung, an die man sich schon gewöhnt hat, wirkt schleichend. Sie führt zu einer permanenten Anspannung im Bauch, die Organdurchblutung wird eingeschränkt, Sauerstoff und Nährstoffe kommen nur mangelhaft an ihr Ziel. Es hat sich gezeigt, dass die tiefe Entspannung einer Hypnose bestimmte Felder im Gehirn anspricht, die bei Schmerz aktiv sind. Diese beruhigen sich. In der Folge normalisiert sich auch der Darm. Er kann wieder auf gesunde Weise aktiv werden. Durch den Stress stillgelegte Aufgaben werden wieder erfüllt, denn unter Stress wird die Tätigkeit der Darmmuskeln reduziert, und andere Botenstoffe werden ausgeschüttet, die dem Gehirn Stress melden. So kann ein Stresskreislauf mit dem Gehirn entstehen.

Umgekehrt ist es, wenn die Darmaktivität zuerst normalisiert wird und Botenstoffe, die sagen: »Alles ist okay«, das Gehirn erreichen. Dann steuert dies auch unser Gesamtbefinden wieder in den normalen Bereich. Die Produktion von Stresshormonen wird eingestellt. Wir können also mit der richtigen Bauchmassage nicht nur etwas für unseren Bauch tun; die Massage hat Auswirkungen auf das ganze System Mensch.

Wenn Sie unter Stress Ihren Magen verspannen, »Steine« im Bauch haben oder unter Übelkeit leiden, kann Ihnen die folgende kleine Übung Erleichterung verschaffen.

Übung: Magenenergie in Fluss bringen

Legen Sie die Spitzen der Finger der linken Hand alle gebündelt zusammen. Diese Handhaltung nennt sich Mukula-Mudra oder Schnabelhand. Setzen Sie diese nun mit den Fingerspitzen genau unterhalb Ihres Brustbeins, um etwa 2 Zentimeter zu einer Seite verschoben, auf, während Sie Daumen und Mittelfinger der rechten Hand spreizen und genau mittig unter jedem Auge auf den knöchernen Rand der Augenhöhle aufsetzen (Akupunkturpunkt Magen 2). Sie können dort eine kleine Vertiefung spüren.

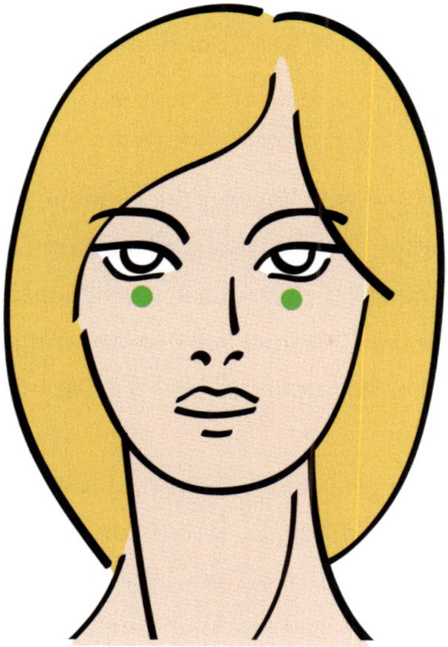

Üben Sie mit diesen Fingern einen sanften Druck aus. Streichen Sie nun mit der Schnabelhand mit etwas Druck hinunter zum Bauchnabel und knapp seitlich an ihm vorbei. Wieder oben ansetzen aber nun auf der anderen Seite und erneut nach unten streichen. Wiederholen Sie dies einige Male. Dabei immer wieder die Seiten wechseln, damit Sie die Äste des Meridians erreichen.

Atmen Sie jedes Mal aus, wenn Sie in Richtung Bauchnabel streichen.

Sie können die Wirkung feststellen indem Sie Ihren Atem beobachten. Geht er nach der Übung tiefer in den Bauch? Wenn nicht, bleiben Sie noch etwas bei dieser Übung.

Machen Sie sich selbst und Ihren Bauch glücklich

Es ist gar nicht so schwer, auf den Bauch zu hören und ihn glücklich zu machen. Sie werden feststellen, dass ein glücklicher Bauch dazu führt, dass auch Sie selbst viel glücklicher sind.

Oft stecken wir unseren Groll auf andere in den Bauch, schlucken negative Gefühle herunter, anstatt sie höflich zur Sprache zu bringen, und haben dann »Steine« im

Tee zur Bauchentspannung

Mischen Sie zu gleichen Teilen die trockenen Bestandteile von Frauenmantel, Lavendel, Fenchel, Kümmel und Anis. Geben Sie davon einen gehäuften Teelöffel in einen großen Becher. Mit nicht mehr kochendem Wasser aufgießen und 10 Minuten ziehen lassen. Den nun lauwarmen Tee langsam trinken. Bei Bedarf dreimal täglich zwischen den Mahlzeiten.

Bauch. Unbewusste Ängste und Minderwertigkeitsgefühle können die Ursache dafür sein. Oft wurden diese schon in der Kindheit geprägt. Sie sind nicht allein damit. Aus meiner therapeutischen Arbeit heraus kann ich Ihnen versichern, dass jeder Mensch in bestimmten Lebenssituationen damit konfrontiert wird. Wenn ein Gespräch mit einer Vertrauensperson nicht weiterhilft, kann auch eine Sitzung bei einem Coach oder Therapeuten von Nutzen sein.

Wenn Ihnen so richtig eine Laus über die Leber gelaufen ist, dann hilft es, diese wieder zu entspannen. Denn eine angespannte Leber führt zu Schlafstörungen und einem permanenten Gedankenkarussell im Kopf. Außerdem fühlen sich die Muskeln verkrampft an. Wer regelmäßig joggen geht, wird den Unterschied kennen: Ist der Bauch frei von Problemen, ist der Lauf locker. Dient der Bauch als Sorgenspeicher, dann werden die Beine schnell schwer.

Am Abend ist eine Auflage mit einer Wärmflasche oder mit heißen Basaltsteinen hilfreich. Dann kommt der Schlaf leicht und schnell. Sie schlafen auch besser durch.

Für eine einfache Leberentspannung, auch beim Sport, bedienen Sie sich wieder des großen Wissensschatzes von David Boeger.

Übung: Leberentspannung nach Boeger

Die Leber sitzt auf der rechten Seite unter den Rippen, ihr unterer Rand reicht etwas in den Bauchraum unterhalb des Rippenbogens. Sie ist am Zwerchfell fixiert. Jeder Atemzug ist daher ein Geschenk an die Leber, die dabei aktiviert wird. Achten Sie auf einen regelmäßigen, tiefen Atem oder legen Sie einmal pro Stunde eine Atempause ein. Atmen Sie bewusst ein paar Minuten lang besonders tief ein und aus.

Eine angespannte Leber wirkt sich in der Folge auf viele Organ aus und beeinflusst unseren Muskeltonus negativ.

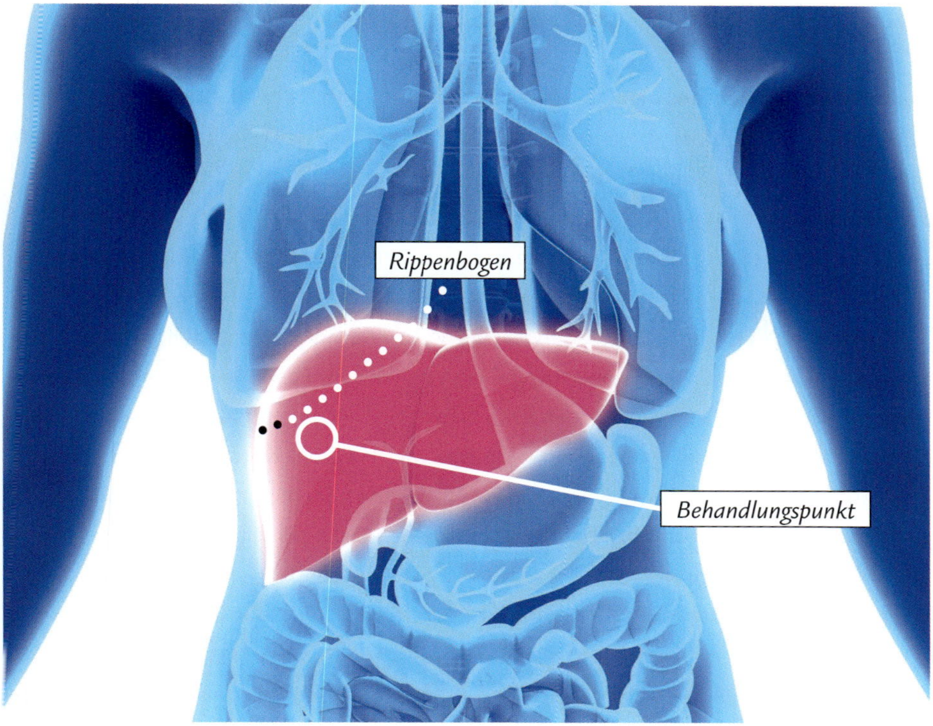

Für die Leberentspannung lassen Sie Ihre Fingerspitzen der rechten Hand senkrecht unter dem rechten Rippenbogen einsinken. Ziehen Sie im Geiste von der Brustwarze aus eine gerade Linie nach unten, um den richtigen Punkt zu finden.

Beschweren Sie diese Hand mit Ihrer linken. Atmen Sie nun gegen den Druck tief ein und aus. Die ersten zwei bis drei Atemzüge können etwas schmerzhaft sein. Dann sollte sich die Spannung lösen. Sie werden im Anschluss eine leichte Wärme und ein freies Gefühl in dieser Region verspüren.

Nach einem nervenaufreibenden Arbeitstag oder in einer Zeit mit erhöhten Anforderungen kann eine Lichtmeditation Ihnen und Ihrem Bauch zu mehr Ruhe verhelfen und die Funktionen der Bauchorgane und des enterischen Nervensystems unterstützen. Gönnen Sie sich etwas Zeit für sich allein an einem ruhigen Ort, frei von Telefonklingeln oder anderen Unterbrechungen. 10 Minuten regelmäßig üben genügen schon.

Übung: Lichtmeditation für den Bauch

Machen Sie es sich bequem. Sie können sich hinlegen oder in einen Sessel setzen. Achten Sie darauf, dass die Beine nicht überkreuzt sind und die Füße (wenn Sie im Sessel sitzen) fest auf dem Boden stehen.

Schließen Sie die Augen und lassen Sie Ihren Atem einfach fließen. Beobachten Sie einige Atemzüge lang Ihren Atem. Lassen Sie Ihre Gedanken kommen und gehen. Auch Gedanken, die sich festhaken wollen, schicken Sie liebevoll weiter.

Stellen Sie sich vor, ein kleines Licht schwebt über Ihnen, eine geballte Kugel Lichtenergie. Es ist möglich, dass diese Kugel eine besondere Farbe hat. Dies ist dann die Farbe, die Ihnen im Moment besonders guttun wird. Atmen Sie das Licht in sich hinein. Beobachten Sie mit Ihren inneren Augen, wie das Licht durch die Nase, die Luftröhre und die Lunge in Ihren Körper gelangt. Wenden Sie sich nun jeweils einem Organ im Bauchraum zu und beobachten Sie, wie das Licht dieses Organ zuerst umhüllt und dann durchdringt.

Wenn es Ihnen schwerfällt, sich innere Bilder vorzustellen, dann versuchen Sie, die Wärme des Lichtes zu spüren und dieser Wärme zu folgen.

Wenn Sie Ihre Welt überwiegend durch Töne wahrnehmen, dann geben Sie dem Licht eine Melodie und umhüllen Sie Ihre Organe mit Musik.

Wandern Sie über Magen, Leber, Bauchspeicheldrüse, Milz, Dünndarm, Dickdarm, Blase und die Geschlechtsorgane.

Wenn alle Organe mit diesem Licht durchflutet sind, bleiben Sie noch eine Weile in der Betrachtung. Es ist möglich, dass sich die Farbe des Lichtes, das Gefühl der Wärme oder die Melodie verändert. Das ist in Ordnung so.

Bei einigen meiner Patienten mit chronisch entzündetem Dünndarm hat diese Meditationen schon häufig eine deutliche Besserung gebracht, wenn sie regelmäßig angewendet wurde.

Sie können diese Übung auch im Bett vor dem Einschlafen durchführen.

Die Bauchmassage

Die Bauchmassage zu erlernen, ist ganz leicht und wird Ihnen Spaß machen. Einmal begonnen, wird sie schnell zu einem Ritual, das Sie nicht mehr missen möchten.

Grifftechniken der Bauchmassage

Bevor Sie mit der Bauchmassage beginnen, ist es wichtig, sich einige Grundlagen über die Massagegriffe anzueignen. Sie wollen ja, dass die Massage wirkt, und Sie wollen die Anleitungen gut verstehen. Nun gibt es auch nicht die eine Bauchmassage. Es gibt verschiedene Techniken, und einige möchte ich Ihnen hier vorstellen. Sie können dann ausprobieren und wählen, denn nicht jedem bekommen kräftige Griffe, und manchem sind die sanften Griffe zu lasch.

Bei der Massage unterscheiden wir aus europäischer Tradition: das Streichen, das Reiben, das Kneten, die Zirkelung, das Klopfen und die Vibration.

Aus der chinesischen Tradition kommen ergänzend hinzu: das Drücken, das Schieben, das Kneifen und das Zwicken. Die letzten beiden unterscheiden sich dadurch, dass beim Kneifen ein großes Gewebestück in die Finger genommen wird und dass das Zwicken mit wenig Gewebe und schneller ausgeführt wird.

Einige der Griffe können gerade zu Beginn der Massage schmerzhaft sein.

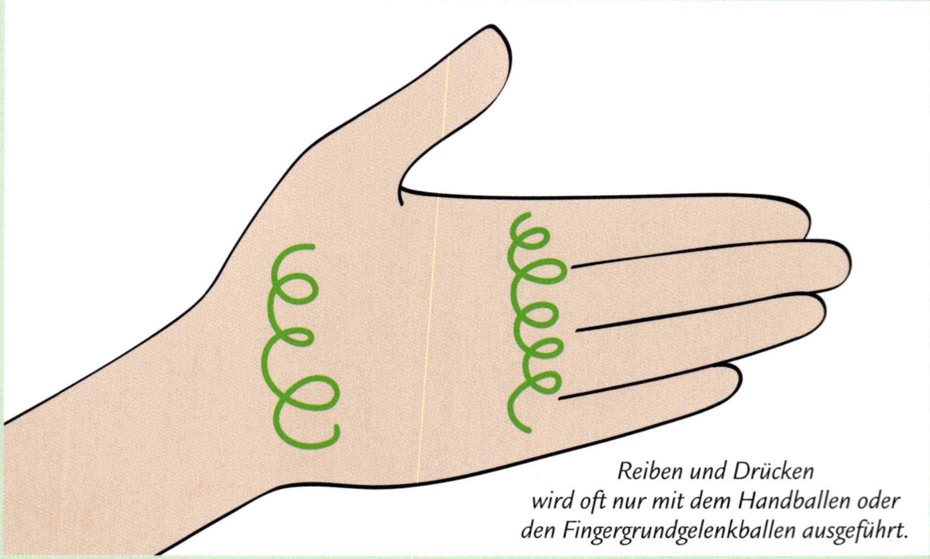

Reiben und Drücken wird oft nur mit dem Handballen oder den Fingergrundgelenkballen ausgeführt.

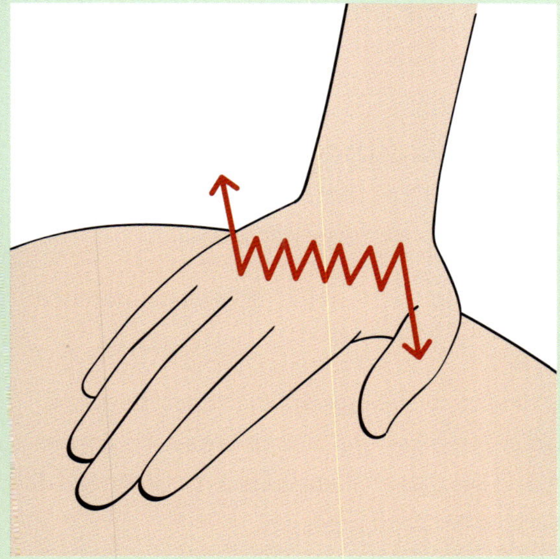

Die Vibration: Sie legen die Fingerspitzen oder die ganze Hand auf und üben eine schnell vibrierende Bewegung aus. Diese kann leicht seitlich oder sanft drückend durchgeführt werden. Beide Varianten haben unterschiedliche Wirkungen: Die seitliche Vibration aktiviert ein Areal in der Fläche, die drückende Vibration wirkt in die Tiefe.

Das Streichen: Legen Sie die ganze Handfläche auf den Körper und streichen Sie ohne Druck über die Haut.

Das Reiben: Hier werden nur Teile der Hand eingesetzt. Die Hand ist gespannt, die Finger etwas hochgezogen. Gerieben wird nun mit dem Handballen oder den Fingergrundgelenkballen. Auch die Fingerspitzen können reibend eingesetzt werden.

Das Kneten: Das Gewebe wird, ohne zu kneifen, fest gegriffen und dann zwischen den Fingern wie ein Hefeteig geknetet.

Die Zirkelung: Dies ist eine Technik, die mit mäßig bis viel Druck ausgeführt wird. Sie benutzen nur die Fingerspitzen, drücken diese tief ins Gewebe und verschieben die Haut kreisförmig gegen die darunterliegenden Gewebeschichten.

Das Klopfen: Mit den Fingerspitzen wird mal sanft, mal kräftig ein bestimmtes Areal abgeklopft.

Das Drücken: Hier setzen Sie einen Finger, einen Fingerknöchel oder die ganze Hand ein. Lassen Sie Ihr Werkzeug tief einsinken und bleiben Sie so. Beginnen Sie mit leichtem Druck und verstärken Sie diesen dann langsam. Halten Sie den Druck zwei bis drei Atemzüge. Lösen Sie ihn dann wieder.

Das Schieben: Schieben Sie den Finger oder die ganze Hand mit sanftem Druck in eine Richtung. Gleiten Sie federleicht streichend zurück in die Ausgangslage. Wiederholen Sie das Ganze.

Das Kneifen: Benutzen Sie Daumen und Finger wie eine Zange. Drücken Sie das gewünschte Gewebe im Zangengriff zusammen und lassen Sie dann wieder los. Die Bewegung wird langsam und rhythmisch ausgeführt.

Das Zwicken: Sie greifen die Haut mit Daumen, Zeigefinger und Mittelfinger. Sie drücken kräftig zwickend, jedoch im Rahmen der Schmerzschwelle. Dieser Griff wirkt stark anregend und durchblutungsfördernd.

Mit diesen Informationen wird es Ihnen leichtfallen, meine Anweisungen zu den Griffen nachzuvollziehen. Dann kann es jetzt losgehen!

»Hallo Bauch«

Vor jeder Bauchmassage melden wir uns bei unserem Bauch höflich an. Wir wollen ja nicht mit der Tür ins Haus fallen. Sie benötigen keinerlei Öle oder Cremes. Diese erste Massage wird trocken ausgeführt.

Legen Sie daher vor jeder der folgenden Massagen Ihre Hände wie folgt auf Ihren Bauch: Die linke Hand liegt über dem Bauchnabel, die rechte Hand liegt unter dem Bauchnabel. Atmen Sie in den Bauch und spüren Sie das Heben und Senken unter Ihren Händen.

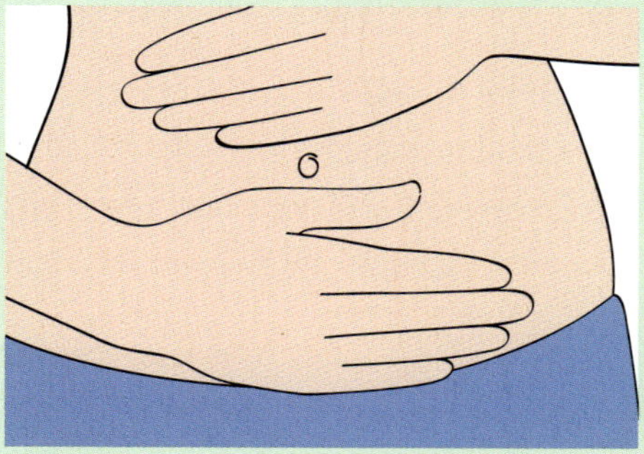

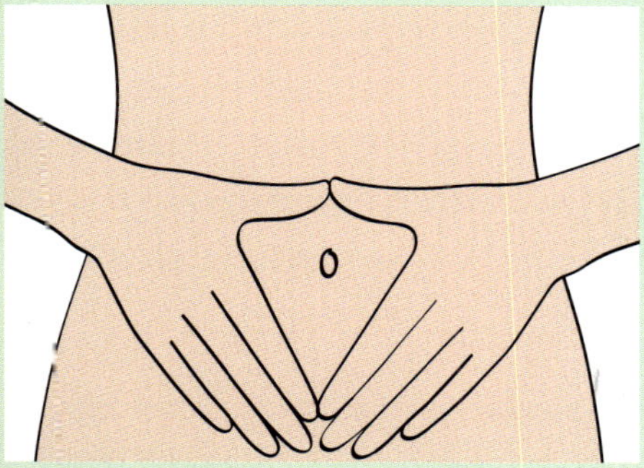

Nach ein paar Atemzügen legen Sie die Hände rechts und links vom Bauchnabel auf. Die Fingerspitzen zeigen zum Schambein. Nun wieder ruhig in die Hände atmen. Achten Sie auf entspannte Schultern!

Mit der Zeit werden Sie einfach durch das Auflegen der Hände und Ihre Atmung erspüren, wo sich Spannungen im Bauch befinden. Mithilfe Ihrer nun geschulten Intuition werden Sie wissen, welche Massage die richtige ist.

1. Bauchmassage: Organaktivierung

Die Massage können Sie sehr gut nach dem Aufwachen im Bett ausführen. Sie aktiviert die Organfunktionen, den Stuhlgang und regt den Appetit an.

Sie beginnen auf der rechten Seite. Zuerst benutzen Sie Ihre linke Hand. Die rechte liegt locker auf dem Unterbauch. Sie benutzen die Zirkelung.

Die Finger Ihrer linken Hand sinken zwischen Hüftknochen und Rippenbogen ein. Der Druck soll mäßig, aber deutlich sein.

Massieren Sie nun in Kreisen schrittweise unterhalb der Rippen von rechts nach links, bis Sie zwischen Hüftknochen und Rippenbogen rechts angekommen sind. Die Zirkelung der Finger geschieht im Uhrzeigersinn (Ihre Blickrichtung auf Ihren Bauch). Das heißt, Ihre Finger bewegen sich in Richtung Ihres Daumens.

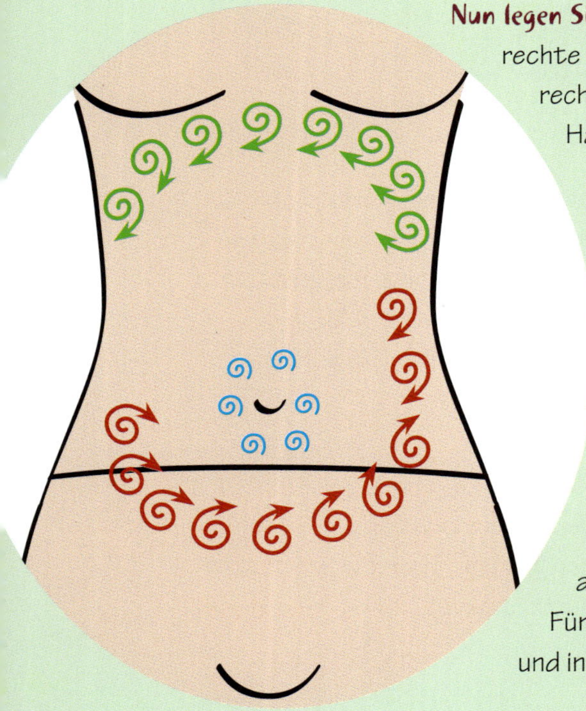

Nun legen Sie die linke Hand auf den Oberbauch. Die rechte Hand massiert die untere Runde und beginnt rechts neben dem Hüftknochen. Doch bei dieser Hand bewegen sich die Finger vom Daumen weg – und damit auch im Uhrzeigersinn. Am rechten Hüftknochen angekommen, heben Sie die Hand und setzen Ihre Fingerspitzen kreisförmig wie ein Hütchen um den Bauchnabel herum auf.

Drücken Sie kurz tief ein und lassen Sie mit einem schnellen Impuls wieder los. Vier- bis fünfmal wiederholen.

Zum Abschluss beide Hände auf den Bauch auflegen, so, wie es Ihnen am besten behagt. Fünf bis zehn tiefe und ruhige Atemzüge nehmen und in den Bauch hineinspüren.

2. Die sanfte Bauchmassage

Diese Massage eignet sich hervorragend für Menschen mit ganz empfindlichem Bauch und ohne jegliche Erfahrung mit Massagetechniken. Sie ist gut geeignet, um mit der Bauchmassage erste Erfahrungen zu sammeln.

Führen Sie die Bauchmassage im Liegen durch. Ein kleines Kissen kann Ihnen helfen, den Kopf etwas erhöhter zu lagern. Vielleicht stellen Sie das Buch mit der Anleitung auf einen kleinen Ständer neben sich, solange Sie sich die einzelnen Schritte noch nicht vollständig eingeprägt haben. Dann können Sie immer noch einmal darauf schauen und sich vergewissern, dass Sie alles richtig machen.

Um eine anhaltende Wirkung zu erzielen, empfehle ich Ihnen, die Bauchmassage wenigstens täglich einmal, möglichst zweimal durchzuführen. Wie wäre es zum Beispiel morgens, wenn Sie noch im Bett liegen, und abends kurz vor dem Einschlafen?

Sie werden etwa 10–15 Minuten Zeit benötigen. Der Bauch sollte nicht frisch mit Speisen gefüllt sein. Lassen Sie sich also nach einer Mahlzeit wenigstens eine Stunde Zeit, bevor Sie eine Bauchmassage durchführen.

Wenn Sie unter einer sehr trockenen Haut leiden, dürfen Sie gerne eine Feuchtigkeit spendende Lotion oder ein pflegendes Hautöl verwenden. Lassen Sie diese vor der Massage vollständig einziehen.

Erster Schritt

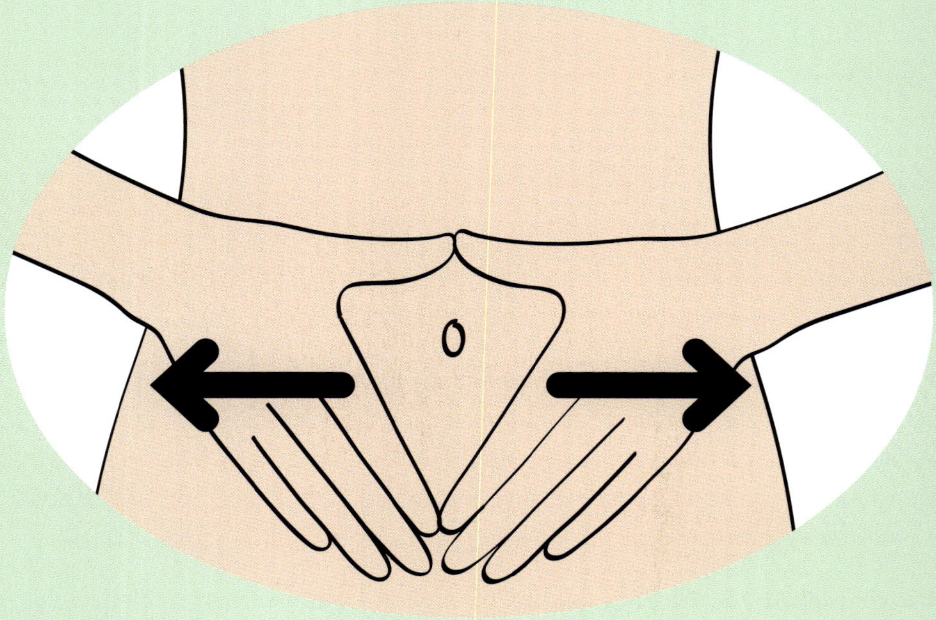

Legen Sie beide Hände auf den Bauch. Die Fingerspitzen zeigen zum Schambein. Die Spitzen von Daumen und Zeigefinger berühren sich sanft und kreisen damit den Bauchnabel ein.

Atmen Sie einige Atemzüge entspannt in den Bauch. Streichen Sie nun sanft mit den Händen nach außen. Üben Sie nur wenig Druck aus. Heben Sie die Hände ab und legen diese wieder in der ersten Position auf. Wiederholen Sie das Ausstreichen nach außen mehrere Male. Wenn möglich, atmen Sie aus, wenn Sie die Streichbewegung nach außen ausführen. Bleiben Sie etwa 2 Minuten bei dieser Übung. Sie werden schnell eine erste Entspannung im Bauch feststellen.

Diese Massage wird immer trocken, also ohne Öl oder Lotion durchgeführt.

Zweiter Schritt

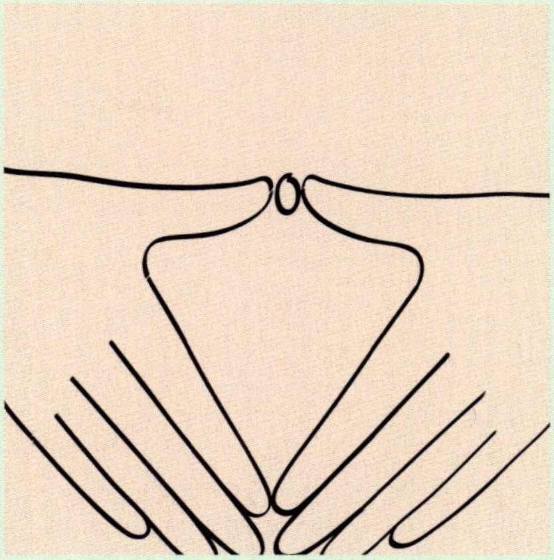

Legen Sie Ihre Hände ähnlich wie oben beschrieben, jetzt aber ein bisschen tiefer auf den Bauch. Die Spitzen der Daumen zeigen direkt auf den Bauchnabel.

Die Technik, die Sie einsetzen, ist das Schieben.

Führen Sie mit der linken Hand kreisende Bewegungen gegen den Uhrzeigersinn aus, während die rechte Hand ruhig liegen bleibt. Die Hand wird dabei nicht über die Haut geschoben, sondern bleibt fest mit der Haut verbunden. Sie verschieben die Haut mit leichtem Druck gegen das darunterliegende Gewebe. Nach einer Minute bleibt die linke Hand wieder ruhig liegen, und die rechte Hand beginnt mit ihrer Aufgabe. Auch hier verschieben Sie die Haut gegen das unterliegende Gewebe, nun jedoch im Uhrzeigersinn. Die Bewegung geht also zum Nabel hin.

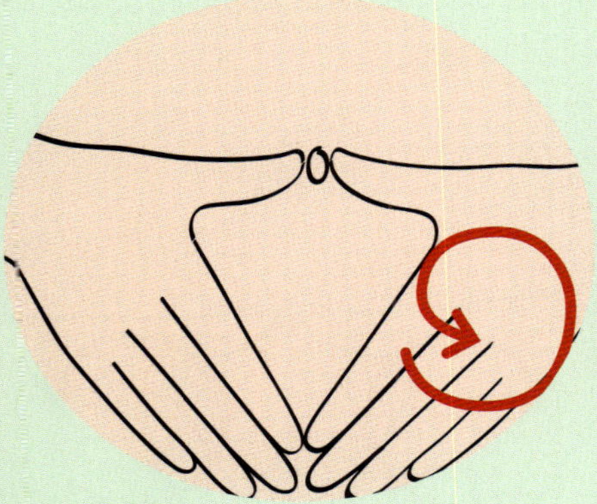

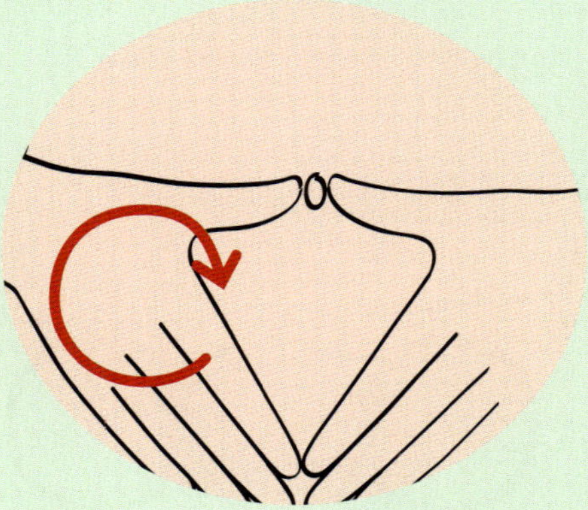

Atmen Sie während der ganzen Massage ruhig und gleichmäßig. Wechseln Sie nach einer Minute zum nächsten Schritt.

Wechseln Sie nun wieder zur linken Hand. Jetzt kreist diese im Uhrzeigersinn, im Anschluss kreist die rechte Hand gegen den Uhrzeigersinn. Die Bewegung geht vom Nabel weg.

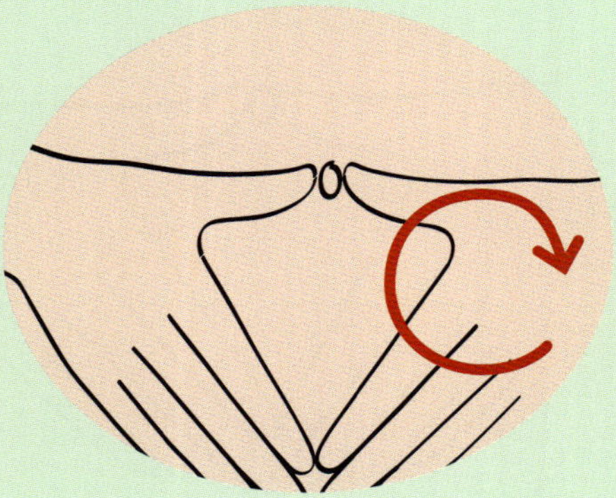

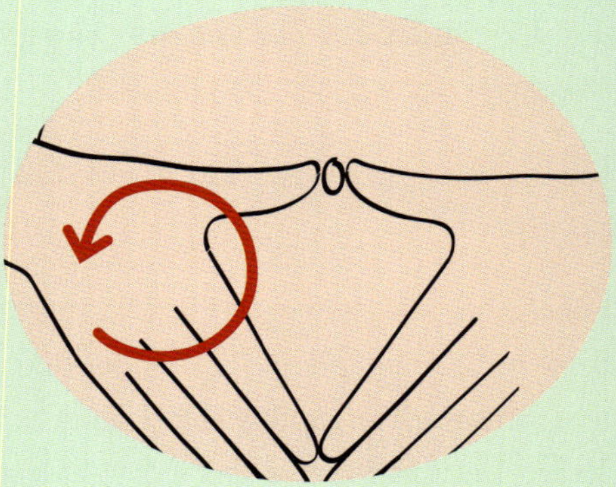

Sollten Sie mit der Richtung einmal durcheinanderkommen, so ist das nicht schlimm. Wichtig ist, dass Sie immer beide Richtungen im Wechsel ausführen.

Dritter Schritt

Lassen Sie nun beide Hände gleichzeitig kreisen, so wie in Schritt zwei beschrieben. Wechseln Sie nach einer Minute die Richtung: erst hin zum Nabel, dann weg vom Nabel. Atmen Sie wieder ruhig und gleichmäßig.

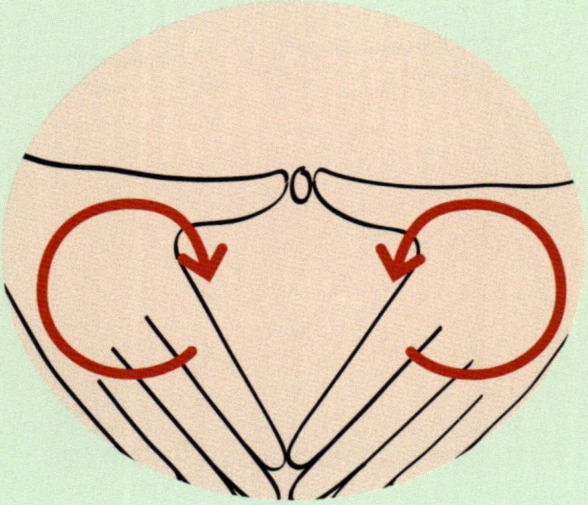

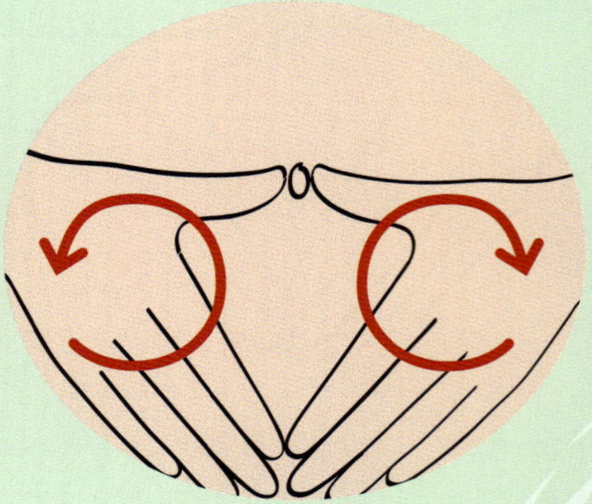

Vierter Schritt

a. Legen Sie nun Ihre Hände oberhalb und unterhalb des Bauchnabels auf. Es spielt dabei keine Rolle, welche Hand wo liegt. Machen Sie es so, wie es sich für Sie angenehm anfühlt.

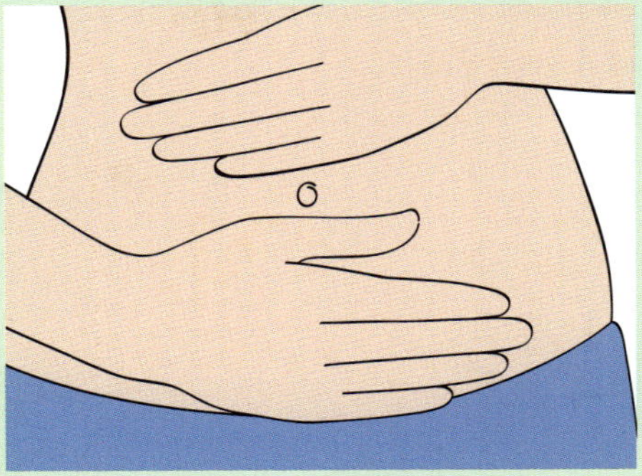

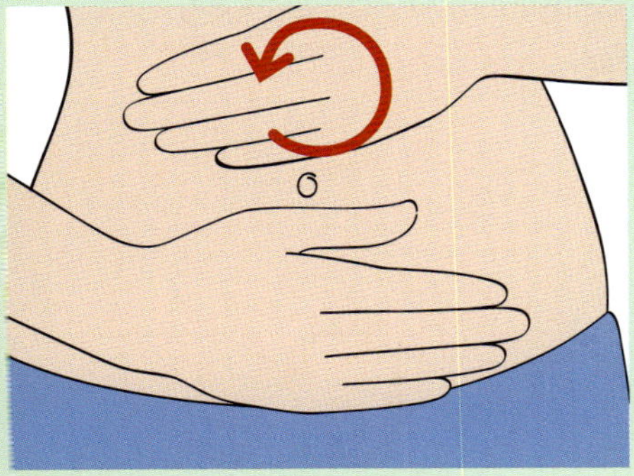

Die obere Hand massiert nun, wie in Schritt zwei beschrieben, den oberen Bauch. Die Bewegungsrichtung ist wieder gegen den Uhrzeigersinn. Die untere Hand ruht. Nach einer Minute wechseln Sie zum nächsten Schritt.

b. Die untere Hand massiert nun wieder mit dem Uhrzeigersinn. Die obere Hand ruht.

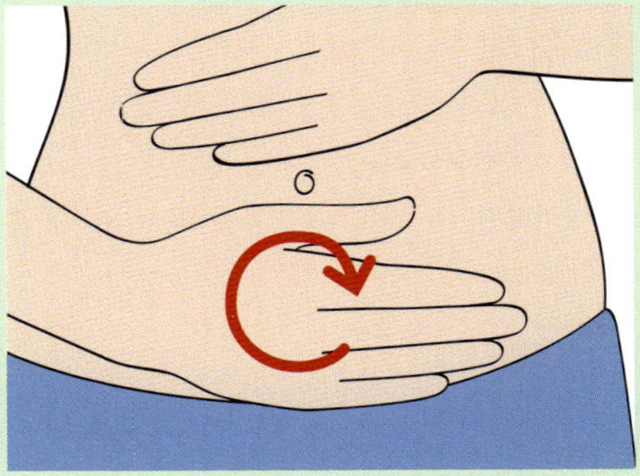

c. Die obere Hand massiert mit dem Uhrzeigersinn, die untere Hand ruht. Nach einer Minute wechseln Sie zum nächsten Schritt.

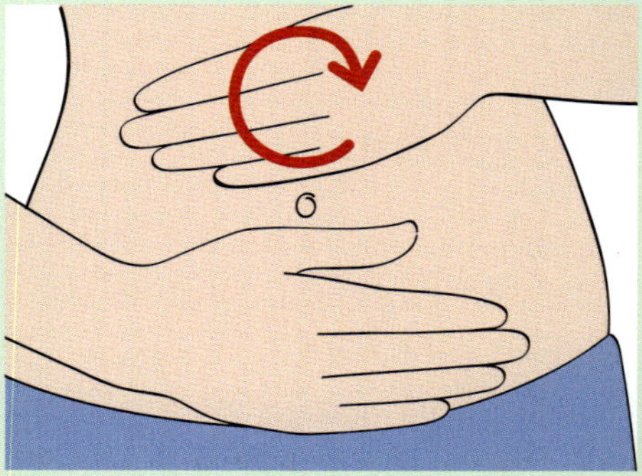

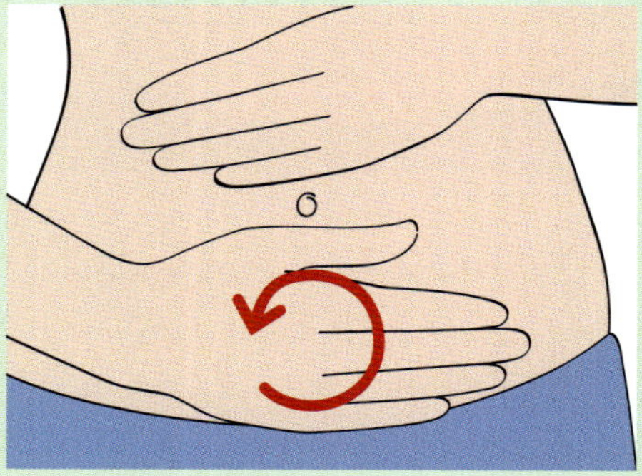

d. Die untere Hand massiert gegen den Uhrzeigersinn, die obere Hand ruht. Nach einer Minute wechseln Sie zum nächsten Schritt.

e. Beide Hände massieren gemeinsam. Nach einer Minute wechseln Sie die Richtung.

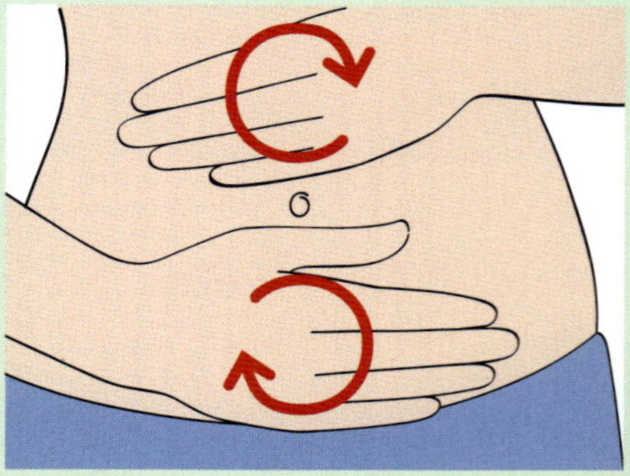

f. Wenn Sie mögen und es Ihnen nicht schwerfällt, können Sie auch wieder beide Hände gemeinsam bewegen. Dabei massieren Sie gegenläufig. Sie können diesen Schritt aber auch weglassen.

Abschluss

Legen Sie Ihre Hände knapp auf den Rippenbogen mit den Fingern zur Mitte gerichtet.

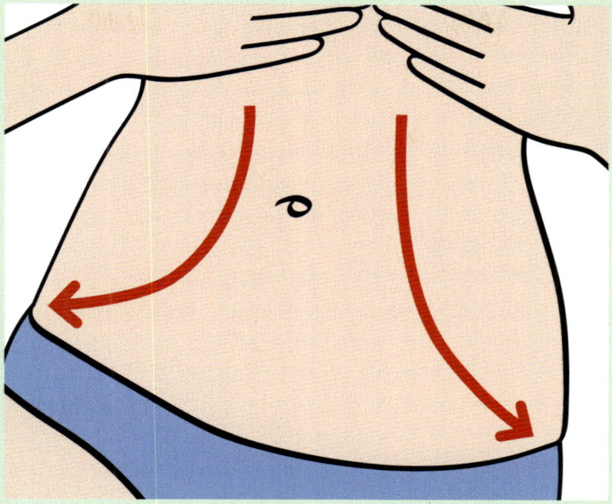

Streichen Sie nun sanft von oben nach unten über die Beckenknochen hinaus. Wiederholen Sie das Ausstreichen drei- bis fünfmal.

Atmen Sie aus, wenn Sie die Bewegung nach unten ausführen.

Zu Beginn werden Sie sicherlich die Anleitung erst noch ein paar Mal nachlesen, bis Sie sich alle Schritte gut eingeprägt haben. Wenn ich mir bestimmte Abläufe merken will, mache ich mir beim Lesen immer ein inneres Video. Ich kann mir bildhafte Erinnerungen gut zunutze machen. Eine Freundin von mir lernt beispielsweise alles, indem sie es sich rhythmisch aufsagt. Sie werden Ihren eigenen Weg finden.

Sollten im Rahmen der Bauchmassage Beschwerden auftreten, die nicht nach einer Massagepause wieder verschwinden, konsultieren Sie bitte einen Arzt. In diesem Fall sollten Sie die Massage erst nach Rücksprache wieder aufnehmen.

Die kräftige Bauchmassage

Vor jeder Bauchselbstmassage empfiehlt es sich, die Blase zu leeren. Der Magen sollte nicht frisch gefüllt sein. Wenigstens eine Stunde Abstand zur letzten Mahlzeit ist zu empfehlen.

Wenn Ihnen Ihre Hände zu kalt sind, machen Sie eine kleine Hand-Wechseldusche am Waschbecken. Drehen Sie das Wasser erst sehr warm auf (es sollte gerade noch erträglich sein) und halten Sie Ihre Hände darunter. Wenn diese beginnen, sich etwas wärmer anzufühlen, schalten Sie auf eiskalt. Langsam bis fünf zählen, dann wieder zu sehr warm wechseln. Wieder bis fünf zählen. Dreimal wiederholen und mit kalt abschließen. Die Hände kräftig abrubbeln. In Kürze werden sie schön warm sein.

Die kräftige Bauchmassage wird mit rollenden und knetenden Griffen sowie mit einer Bürste und etwas Öl oder Lotion durchgeführt.

Erster Schritt

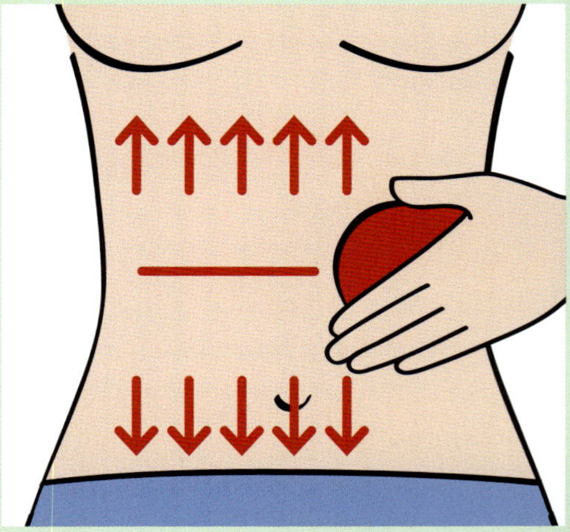

Halten Sie die Bürste mit der linken Hand.

Zuerst bürsten Sie von unten nach oben sanft und ohne Druck. Sie beginnen auf der Höhe des Bauchnabels (Mittellinie) am rechten äußeren Rippenbogen. Wenn Sie links angekommen sind, wieder rechts aufsetzen und von vorn beginnen.

Im Anschluss nehmen Sie die Bürste in die rechte Hand und bürsten nun von der Mittellinie nach unten in Richtung Schambein.

Dauer jeweils 1 Minute.

Zweiter Schritt

Nun mit den Fingern der beiden Hände am rechten Rippenrand eine Geweberolle greifen und gegen den Daumen rollen. Dabei Richtung Bauchmitte wandern. Spätestens die 3. Reihe verläuft unterhalb des Bauchnabels.

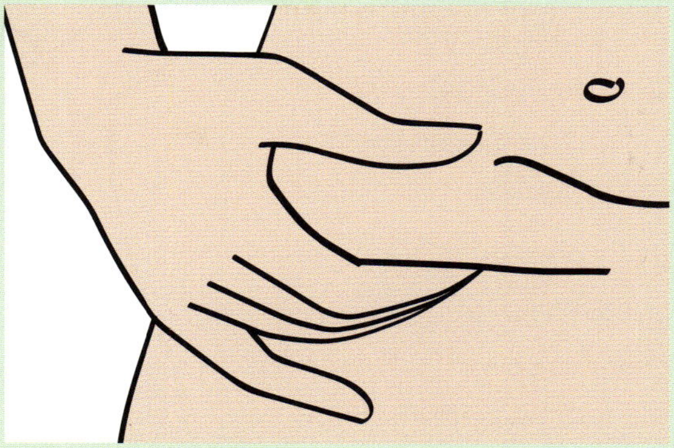

Wie Sie sehen können, liegt die gegriffene Rolle quer zum Bauch, da der Daumen sich in Blickrichtung oben und die Finger unten befinden.

Sie greifen, rollen und wandern in der gleichen Höhe 2–3 Zentimeter weiter, dann wieder greifen, rollen und so fort.
Sind Sie auf Bauchnabelhöhe (Bauchmitte) angekommen, fangen Sie rechts wieder an, nun aber ein bisschen tiefer. 4–5 Linien passen auf jeden Bauch.

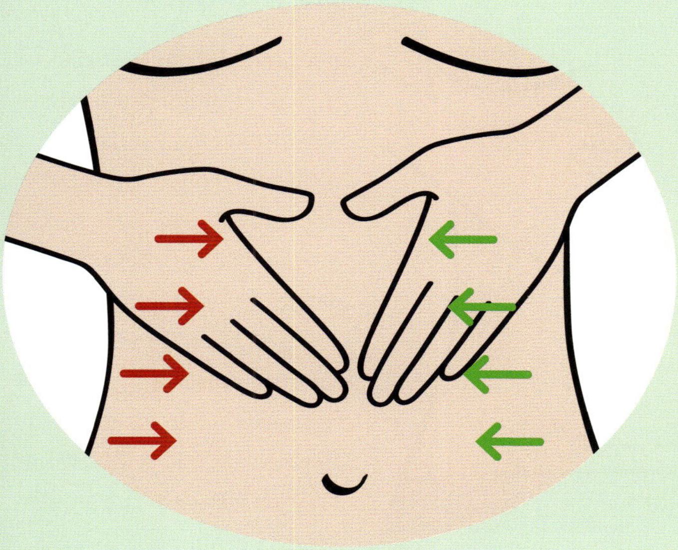

Im nächsten Schritt rollen Sie das Gewebe nun genauso zwischen Daumen und Fingern, aber von links aus zur Bauchmitte.

Wiederholen Sie diese Massagesequenz dreimal.

Dritter Schritt

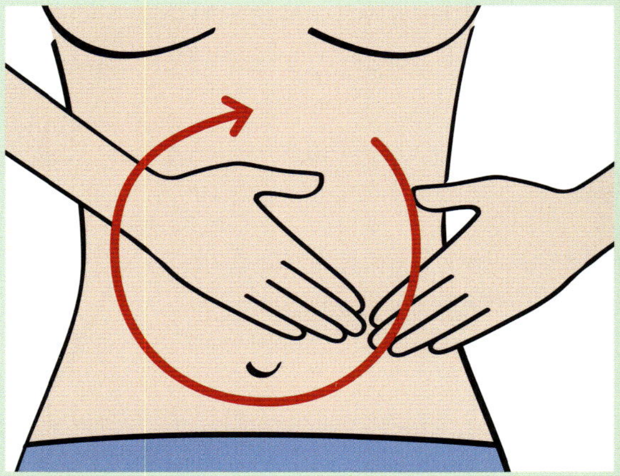

In diesem Schritt dürfen Sie ein Massageöl oder eine Lotion verwenden. Gut ist eine Kräuter- und Gewürzlotion, die die Haut erwärmt. Ein Rezept finden Sie im Anschluss der Anleitung.

Geben Sie etwas Öl/Lotion auf Ihre Hände und verstreichen Sie es sanft. Reiben Sie nun mit flachen Händen kreisförmig im Uhrzeigersinn über Ihren Bauch. Kreisen Sie fünf- bis achtmal.

Vierter Schritt

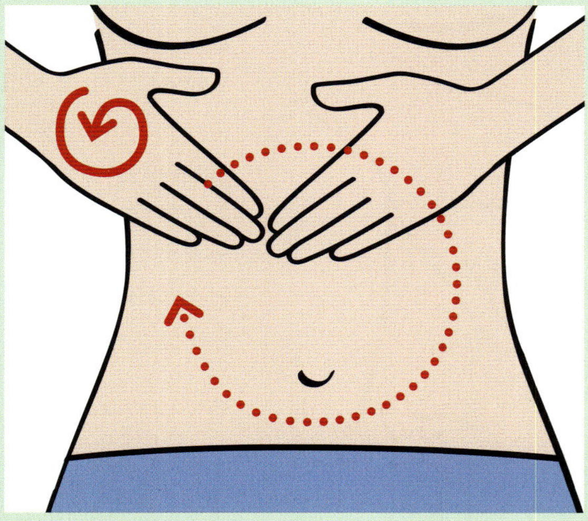

Der Uhrzeigersinn ist die Richtung, in der die Verdauung im Bauch abläuft. Wir bleiben in diesem Schritt bei der Umkreisung, doch nun werden nur die oberen Fingerglieder eingesetzt. Diese drücken Sie mit mittlerer Kraft in den Bauch und führen dabei kleine kreisförmige Bewegungen aus. Mit diesen Kreisen wandern Sie um den Bauch herum.

Fünfter Schritt

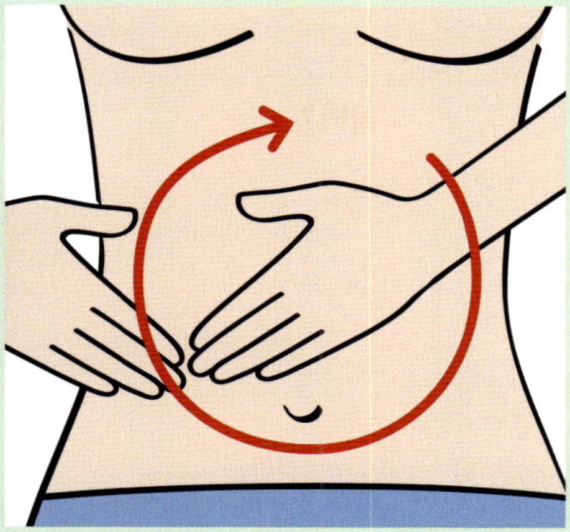

Sie bleiben bei dem Druck mit den Fingern, streichen nun aber drei direkte Kreise um den Bauch herum. Anders als in Schritt drei, wo Sie die Hände flach aufgelegt hatten, werden hier die vier Finger mit sanftem Druck eingesetzt.

Nach dieser etwas kräftigeren Kreismassage streichen Sie, wie in Schritt drei beschrieben, noch fünf bis sieben sanfte Runden mit den Handflächen.

Sechster Schritt

In diesem Schritt bewegen Sie Ihre Hände in zwei Kreisbahnen, die Sie locker abwechselnd massieren. Es kommt hier nicht auf Genauigkeit an. Wichtig ist, dass der ganze Bauch in den Genuss der Massage kommt. Der Griff ist ein knetender Griff, der mit beiden Händen rhythmisch abwechselnd ausgeführt wird, so, als würden Sie einen Teig kneten. Doch werden die Hände nicht zeitgleich, sondern zeitlich etwas versetzt eingesetzt: rechts-links-rechts-links ...

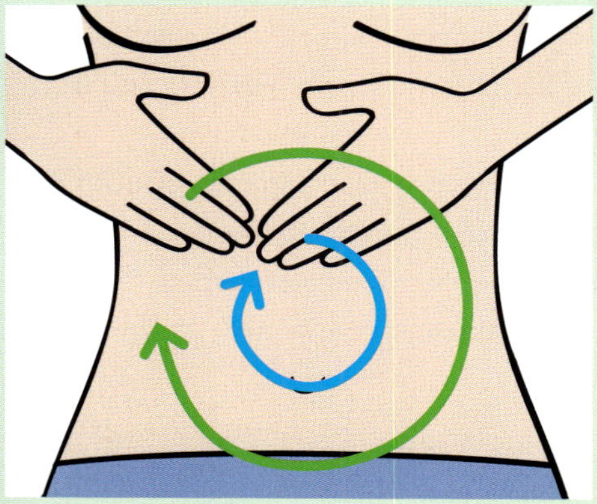

Wandern Sie locker knetend immer wieder über die Kreisbahnen. Bleiben Sie etwa 1 Minute bei dieser Massage.

Wiederholen Sie den vierten, fünften und sechsten Schritt zweimal.

Die gesamte Bauchselbstmassage dauert etwa 5–8 Minuten.

Pflegende Öle

Mit diesen Massageölen pflegen Sie Ihre Haut und aktivieren das Bauchgewebe. Der positive Effekt ist, dass Schlacken aus dem Unterhautgewebe leichter entfernt werden.

Wärmendes Massageöl

Für das wärmende Massageöl benötigen Sie folgende Zutaten:

- 100 ml Olivenöl oder Mandelöl,
- 5 Tropfen Rosmarinöl (anregend, ausgleichend),
- 5 Tropfen Pfefferöl (wärmend, durchblutungsfördernd),
- 5 Tropfen Latschenkieferöl (anregend, entzündungshemmend).

Geben Sie die Öle in ein dunkles Fläschchen und schütteln die Mischung gut durch. Sie eignet sich auch bei Muskelschmerzen, zum Beispiel nach dem Sport.

Massageöl für Erfrischung und gute Durchblutung

Ein weiteres Massageöl, das die Durchblutung anregt und dabei zuerst kühl erscheint, enthält:

- 100 ml Mandelöl,
- 5 Tropfen Pfefferminzöl (erfrischend, durchblutungsfördernd),
- 5 Tropfen Lavendelöl (entspannend, beruhigend),
- 5 Tropfen Latschenkieferöl.

Dieses Massageöl weckt die Lebensgeister, ohne dabei aufzuregen. Sie werden sich munter und trotzdem entspannt fühlen. Der Bauch wirkt frisch, lebendig und wird doch sanft durchwärmt.
Die ätherischen Öle bekommen Sie in gut sortierten Naturkostläden. Gute Olivenöle und Mandelöle finden Sie häufig schon in der Bioecke im Supermarkt.
Achten Sie bitte darauf, natürliche Öle aus echten Pflanzen zu erwerben. Künstliche Duftöle (naturidentisch oder als Parfümöl deklariert) entwickeln ganz andere Wirkungen als natürliche Pflanzenöle.

Ampuku – die Massage der Organreflexzonen

Die Ampuku ist eine japanische Bauchmassage. Bei dieser Massage werden vor allem die Akupunkturpunkte und bestimmte Meridiane (Energiebahnen) durch unterschiedliche Griffe, die teilweise auch kräftig sein können, aktiviert. Dadurch soll sie die Lebensenergie anregen, und gleichzeitig werden die Bauchorgane aktiviert.

Die Ampuku gilt als Teilkörpermassage. Sie wird in Japan als Teil der Zen-Shiatsu-Massage durchgeführt. Die Massagegriffe erfordern etwas Einfühlungsvermögen und Übung, sind jedoch nicht schwer zu erlernen.

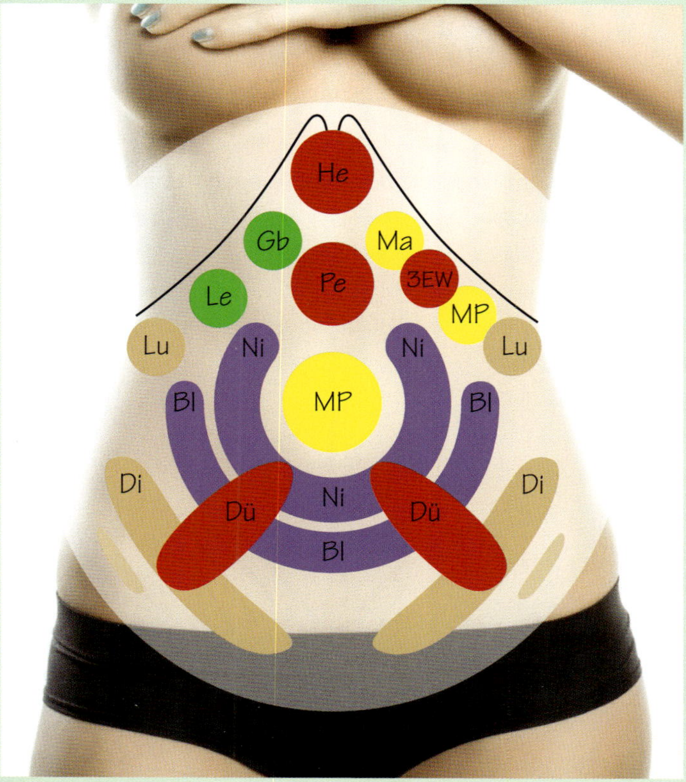

Die Bezeichnung der Organ-Reflexzonen:
He= Herz
Gb= Gallenblase
Le=Leber
Lu= Lunge
Ma = Magen
3EW = Dreifacher Erwärmer
MP=Milz-Pankreas
Pe= Perikard
Ni=Niere
Bl= Blase
Dü=Dünndarm
Di=Dickdarm

Durch Anwendung der Ampuku-Massagetechnik können alte, unterdrückte Emotionen aufgelöst und die Selbstheilungskräfte aktiviert werden.

Energieblockaden werden gelöst, und somit steht Ihnen wieder mehr Lebenskraft zur Verfügung. Sie kommen in Kontakt mit Ihrer Wurzelenergie, wodurch Sie sich sicherer und dem Urvertrauen wieder näher fühlen.

Es ist möglich, dass Sie in Kontakt mit verschütteten oder unterdrückten Emotionen kommen. Sollten Sie also nach oder während einer Ampuku-Selbstmassage den Tränen nah sein, lassen Sie sie fließen. Dieser Tränenstrom ist sehr heilsam. Viele innere Verspannungen, die auf unterdrückter Trauer und ähnlichen Gefühlen beruhen, werden sich lösen. Sie werden merken, wie Ihre Muskulatur in der Folge elastischer wird. Gegebenenfalls kann sich Ihre Sehkraft wieder verbessern, Ihre Gedanken können sich anderen, weiter gefassten Themen zuwenden, wo Sie vorher eher verbissen waren.

Übung: Ampuku-Selbstmassage

Die Ampuku-Selbstmassage beginnt, wie jede der beschriebenen Bauchmassagen, mit einer Kontaktaufnahme. Diese finden Sie beschrieben unter »Hallo Bauch«.

Bleiben Sie mindestens 2 Minuten in diesen Anfangspositionen, bevor Sie mit der eigentlichen Massage beginnen.

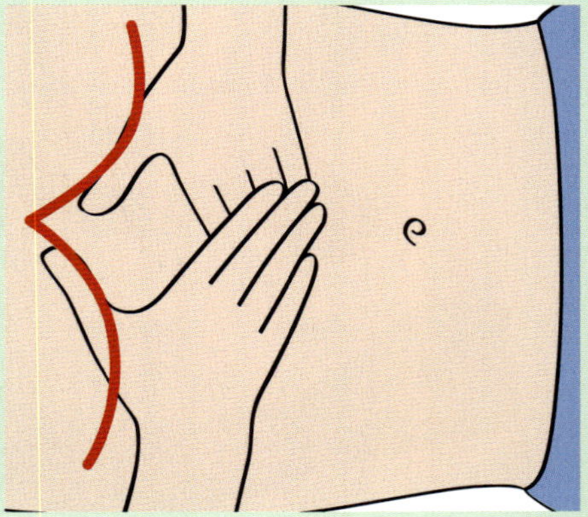

Erster Schritt

Im ersten Schritt werden die Reflexzonen im äußeren Ring massiert. Sie können auf der Abbildung rechts sehen, wie diese sich verteilen. Sie beginnen mittig unter dem Brustbein und wandern dann auf der linken Seite nach außen, hinunter zum Hüftknochen, vom

Schambein über die Mitte, Richtung rechten Hüftknochen, und auf der rechten Außenseite wieder zur Mitte.

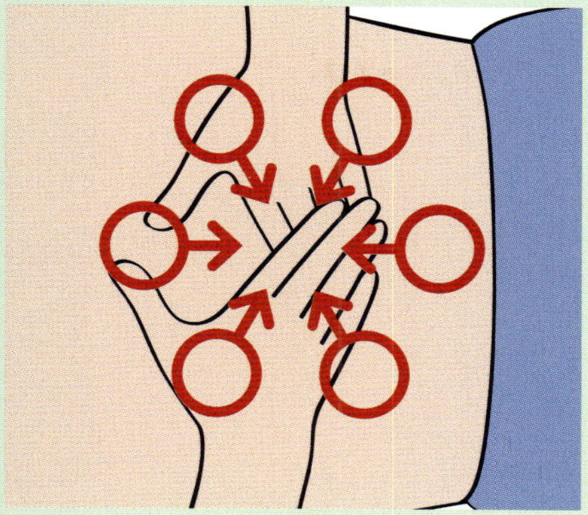

Sie massieren dabei sechs Zonen auf dem Bauch.

Legen Sie die Finger der linken Hand auf die erste Zone, geben Sie mit der rechten Hand etwas Druck von oben, und schieben Sie dann die Finger rhythmisch Richtung Bauchmitte. Lösen Sie den Druck und setzen Sie die Finger auf der nächsten Position auf.

Auf diese Weise umrunden Sie Ihren Bauch einmal, und wenn Sie mögen, auch ein zweites Mal.

Zweiter Schritt

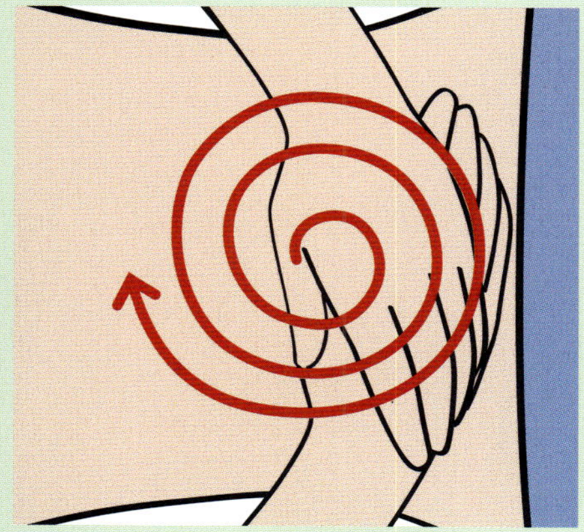

In diesem Schritt legen Sie Ihre Hände auf den Bauchnabel.

Nun massieren Sie mit leichtem Druck über die Haut gleitend spiralenförmig im Kreis von innen nach außen. Führen Sie drei bis fünf Runden aus. Sie kreisen im Uhrzeigersinn.

Dritter Schritt

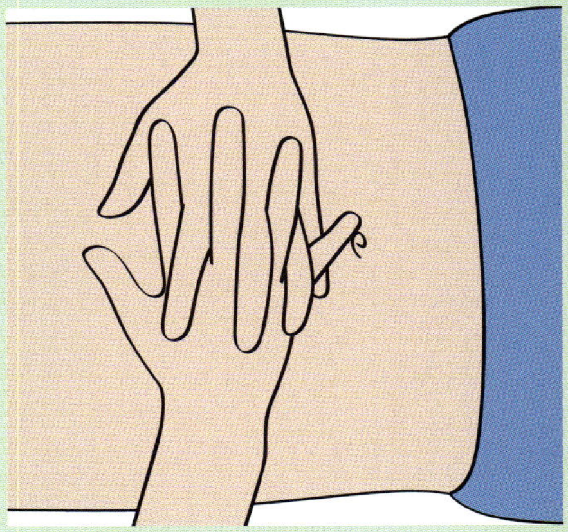

Nun wird es kräftiger. In diesem Schritt wird das Gewebe mit verschränkten Händen zwischen den Handballen eingekniffen und hochgezogen. Dazu legen Sie die Hände verschränkt unter dem Brustbein auf.

Nun drücken Sie das Bauchgewebe zwischen Ihren Handballen zusammen und ziehen es etwas hoch. Die Bewegungsrichtung der Massage ist nun abwärts Richtung Schambein. Die zweite Position befindet sich über dem Bauchnabel. Hier ist es etwas schwieriger, gut zu greifen. Mit etwas Übung wird es Ihnen jedoch gelingen. Im Vorteil ist derjenige, der etwas mehr Bauch sein Eigen nennt. Die dritte Position befindet sich kurz vor dem Schambein.

Wandern Sie beim Wechsel zur nächsten Position streichend über die Haut. Unten angekommen, gleiten Sie mit sanftem Druck streichend zurück nach oben. Führen Sie diesen Teil der Übung dreimal aus.

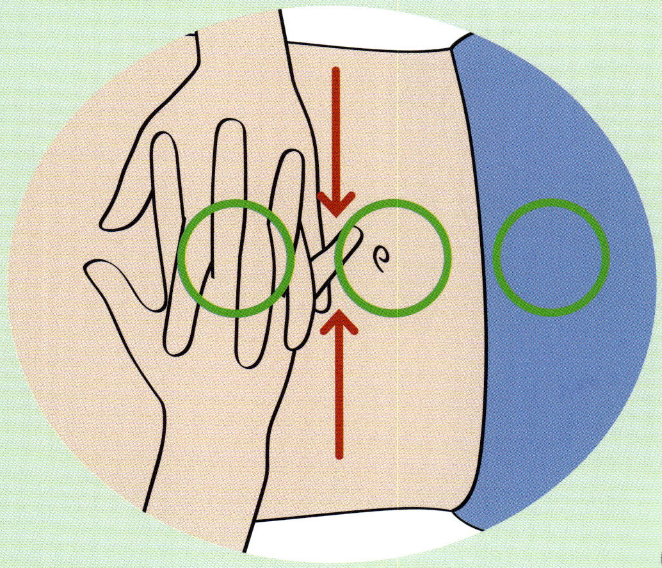

Vierter Schritt

In Schritt vier wiederholen Sie eine Runde der drückenden und schiebenden Massage ähnlich wie in Schritt eins, allerdings liegt nun die rechte Hand unten. Außerdem wird dieser Kreis ein klein wenig dichter um den Bauchnabel herum ausgeführt.

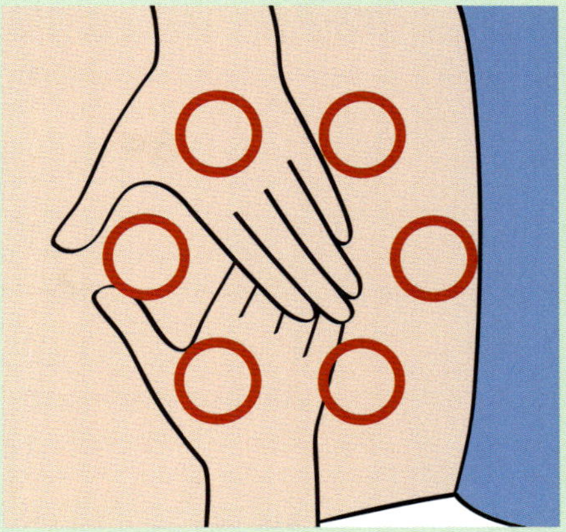

Für die zweite Runde wird wieder die linke Hand nach unten genommen. Nun massieren Sie direkt um den Bauchnabel herum. Die Finger der oberen, rechten Hand sind jedoch mit beteiligt. In der nächsten Runde nehmen Sie von der rechten Hand den kleinen Finger weg, in der dritten Runde bleiben nur noch zwei Finger beteiligt.

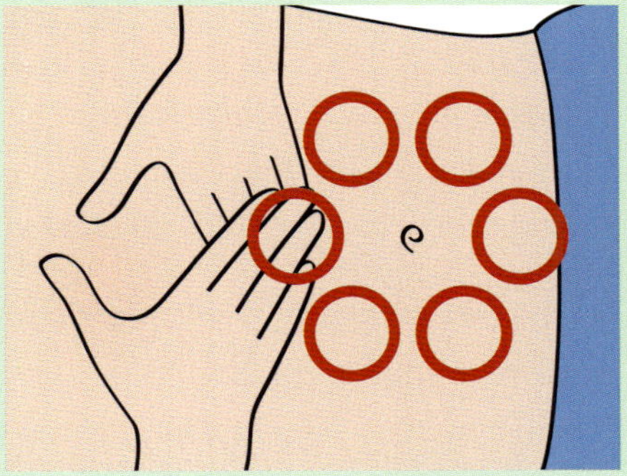

Es ist möglich, dass Sie in der Tiefe des Bauches an der einen oder anderen Position einen Schmerz lokalisieren. Dieser sollte sich im Laufe der Massage lösen. In der Regel verschwinden diese Spannungsschmerzen spätestens nach einigen Tagen.

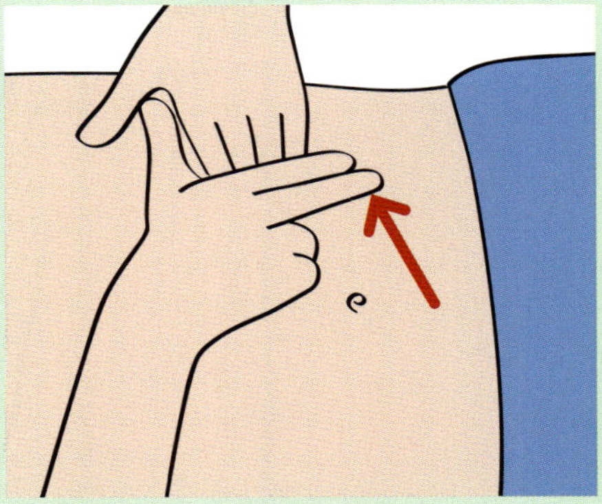

Fünfter Schritt

In diesem Schritt geht es nun um flächiges Reiben unter sanftem Druck. Sie wischen zuerst einmal sanft vom Brustbein nach unten.

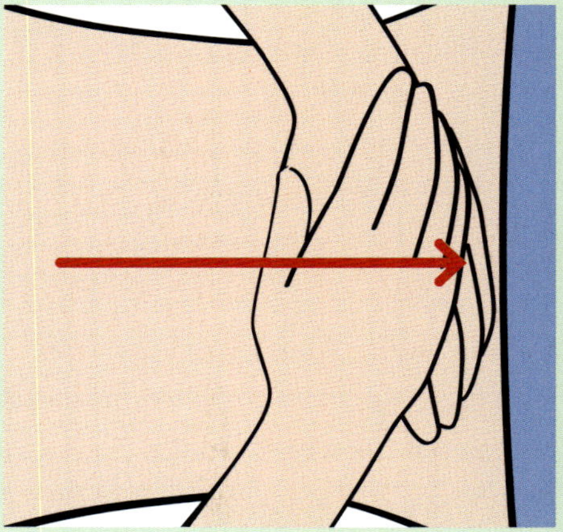

Dann legen Sie Ihre Hände am rechten Hüftknochen auf.

Schieben Sie die Hände nun mit sanftem Druck flächig zum linken Hüftknochen und wieder zurück. Dabei schieben Sie das Gewebe leicht vor sich her.

Wiederholen Sie diese Bewegung etwa fünfmal.

Wandern Sie etwas höher, sodass Sie nun direkt über den Bauchnabel hinweggehen. Hier dreimal hin und her massieren.

Im Anschluss ist der Bereich zwischen Brustbein und Bauchnabel an der Reihe. Wieder fünfmal und gleich nochmals fünfmal, denn nun geht es wieder den Bauch hinunter. Bauchnabel dreimal, Unterbauch fünfmal.

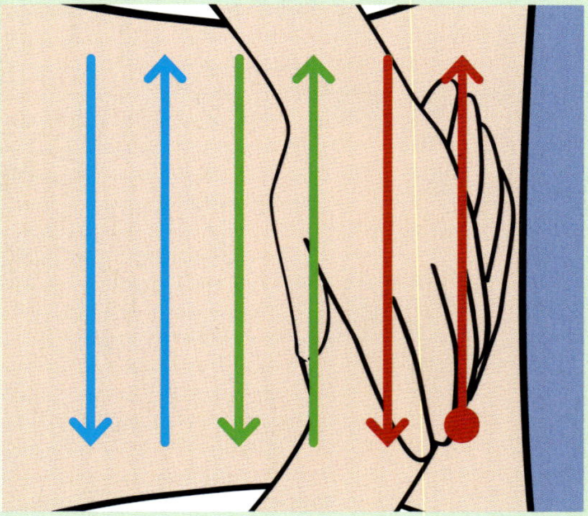

Führen Sie bis zu zwei weitere Runden durch. Ihre Haut wird sich erwärmt und gerötet haben.

Lassen Sie für einen tiefen Atemzug die Hände auf dem Unterbauch ruhen, bevor Sie fortfahren.

Diese kleinen Momente der Bewusstmachung dürfen gerne nach Bedarf auch zwischen andere Schritte eingebaut werden. Nun sind Sie schon fast fertig. Bis hierhin hat alles gerade mal 5 Minuten in Anspruch genommen. Es liest sich vielleicht komplizierter, als es ist.

Sechster Schritt

Nun ist die kleine Vibration für den Unterbauch an der Reihe. Es handelt sich hier jedoch nicht um eine Auf-ab-Vibration, sondern um eine Hin-her-Vibration. Die Bewegung verläuft zwischen Brustbein und Schambein. Die Hände verlassen dabei ihre Position nicht! Lassen Sie Ihre Hände, so schnell Sie können, vibrieren, etwa 20 Sekunden lang.

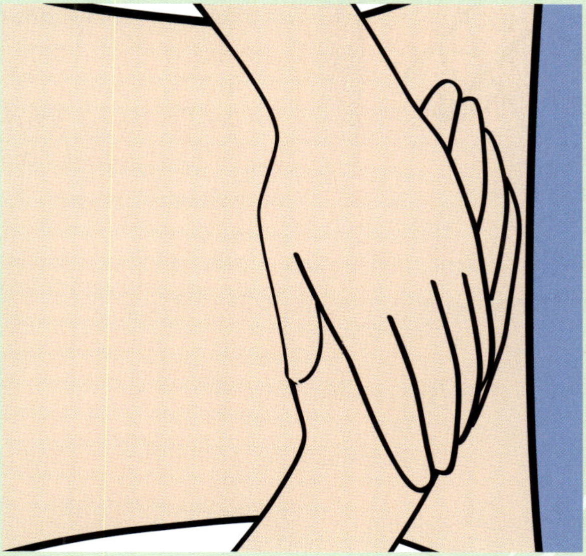

Siebter Schritt

In diesem Schritt erfolgt nun eine Reibe-Druck-Massage wie in Schritt fünf, jedoch in Längsrichtung. Beginnen Sie rechts außen, wandern Sie über die Bauchmitte nach links außen und wieder zurück. Auch hier ist der Wiederholungsrhythmus wie oben beschrieben 5 – 3 – 5.

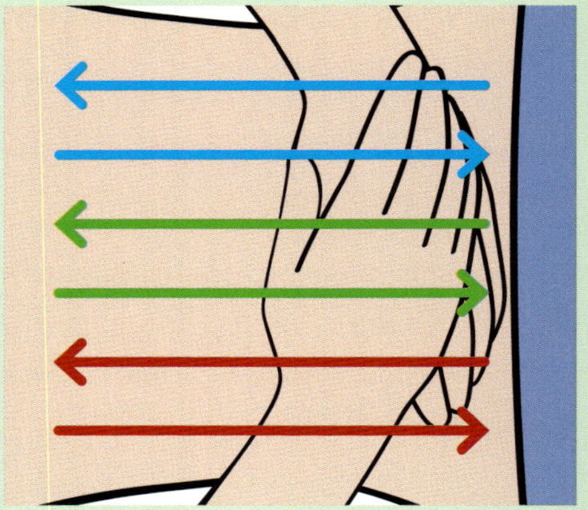

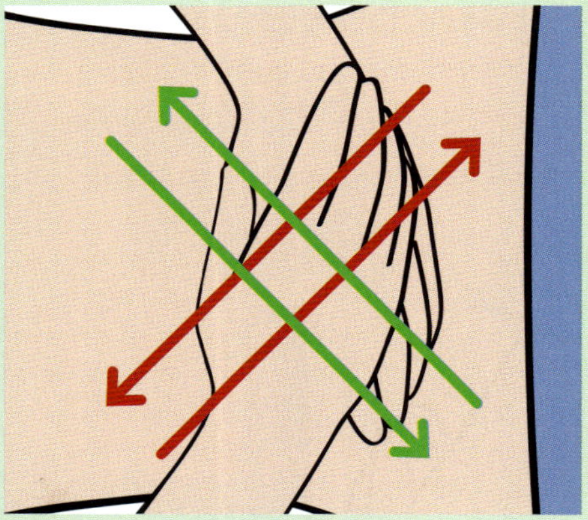

Achter Schritt

Dieser Schritt ist kurz und knackig. Wir sind schon auf der Zielgeraden. Sie massieren, rechts beginnend, diagonal über den Bauch. Wieder schieben Sie mit sanftem Druck das Gewebe vor sich her.

Bei der Bewegung vom rechten Rippenbogen zum linken Hüftknochen liegt die rechte Hand unten.

Wenn Sie zum linken Rippenbogen wechseln, nehmen Sie die linke Hand nach unten. Sie werden merken, dass es so einfacher ist.

Neunter Schritt – der Abschluss

Streichen Sie nochmals zwei- bis dreimal mittig vom Brustbein aus nach unten.

Legen Sie Ihre Hände dann auf den Unterbauch und atmen Sie einige Atemzüge entspannt in den Bauch. Spüren Sie nach, wie sich Ihr Bauchraum nun anfühlt.

Gewebeaktivierung gegen Cellulite

Die Massage zur Aktivierung des Bindegewebes wird ohne Öl und Lotion durchgeführt. Bindegewebsmassagen gibt es vieler Art. Wir wenden hier eine Variation an, die für die Selbstbehandlung sehr gut geeignet und leicht durchführbar ist. Sinn dieser Behandlung ist es, das Bauchgewebe anzuregen. Wenn dieses in Bewegung gerät, werden kleine Wassereinlagerungen und Schlacken abtransportiert. Nervengeflechte werden aktiviert und die Durchblutung angeregt, sodass alles ein wenig gestrafft wird. Der Bauch wird flacher. Dies geschieht natürlich nicht von heute auf morgen. Wenn Sie jedoch nach einer Schwangerschaft oder nachdem Sie Gewicht verloren oder aufgrund von falschen Ernährungsgewohnheiten eine etwas wabbelige Bauchstruktur haben, lohnt es sich, diese Massage regelmäßig durchzuführen.

Die Technik, die Sie hier einsetzen, ist das Zupfen. Natürlich machen Sie sich, wie im Kapitel »Hallo Bauch« beschrieben, erst einmal wieder mit Ihrem Bauch bekannt. Dann geht es los:

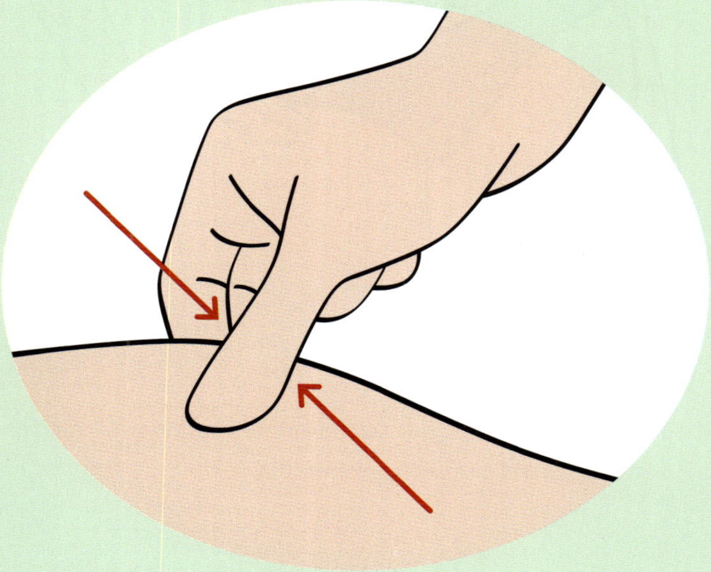

Erster Schritt

Greifen Sie rechts und links am Rand der Rippenbögen mit den Daumen, Zeigefingern und Mittelfingern jeder Hand etwas Bauchgewebe und kneifen Sie es etwas zusammen. Dabei ziehen Sie es hoch und lassen dann, wie beim Fingerschnipsen, wieder los. Gleich daneben erneut greifen und zupfen.

Sie arbeiten zupfend in Linien immer von außen nach innen und vom Oberbauch in Richtung Schambein. Dies mag zuerst etwas unangenehm sein. Die Haut kann sich stark röten. Doch das ist Sinn der Sache.

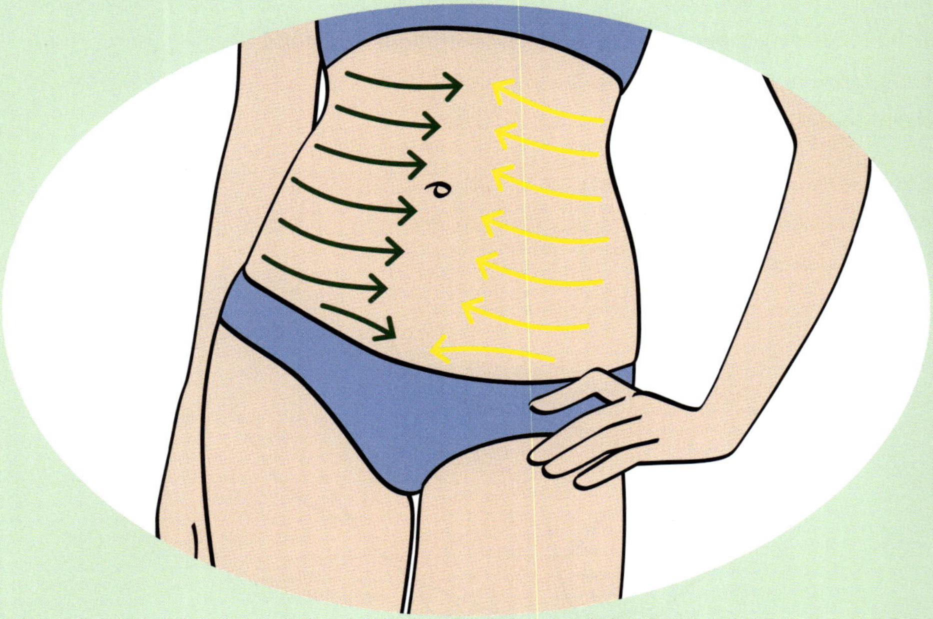

Führen Sie diesen Schritt zweimal durch.

Reiben Sie abschließend sanft mit der flachen Hand im Uhrzeigersinn um den Bauchnabel. Atmen Sie dabei tief und gleichmäßig.

Zweiter Schritt

Nun wechseln wir die Griffart. Wir nutzen das Rollen. Dazu wird eine Hautfalte mit beiden Händen gegriffen, sodass Sie eine bequem haltbare Rolle zwischen den Fingern haben. Bewegen Sie diese Rolle zwischen Ihren Fingern hin und her, indem Sie das Gewebe rollend verschieben. Sie halten dabei die ganze Zeit diese Hautrolle und lassen nicht los.

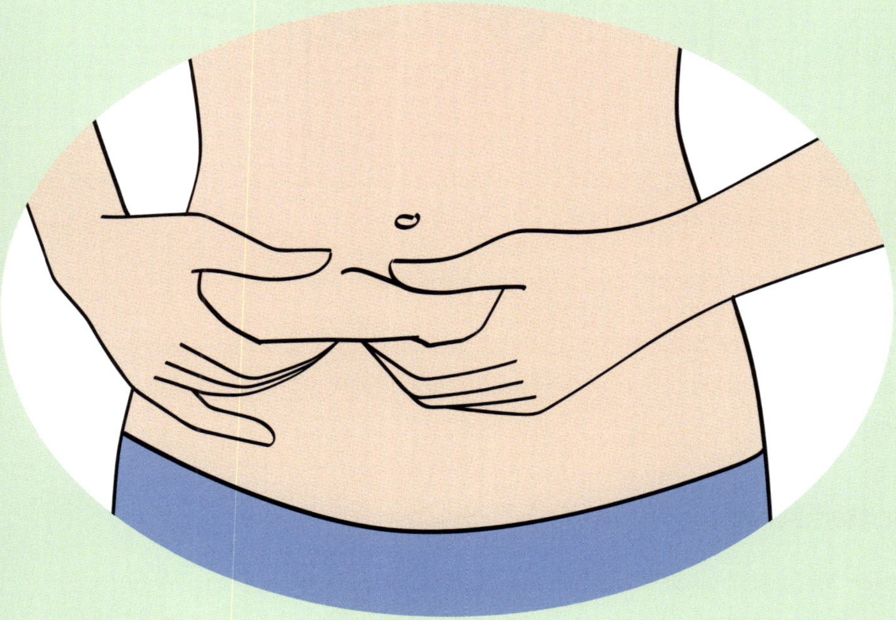

Nach drei- bis viermal rollen lassen Sie los und greifen seitlich daneben die nächste Geweberolle. Wieder rollen Sie das Gewebe zwischen Daumen und Fingern ein paar Mal hin und her. Beginnen Sie rechts außen unter dem Rippenbogen und arbeiten Sie sich nach links hinüber. Da Sie viel Gewebe zwischen die Finger nehmen müssen, um es gut greifen und rollen zu können, werden Sie eine Reihe über den Oberbauch und eine Reihe über den Unterbauch rollen können,

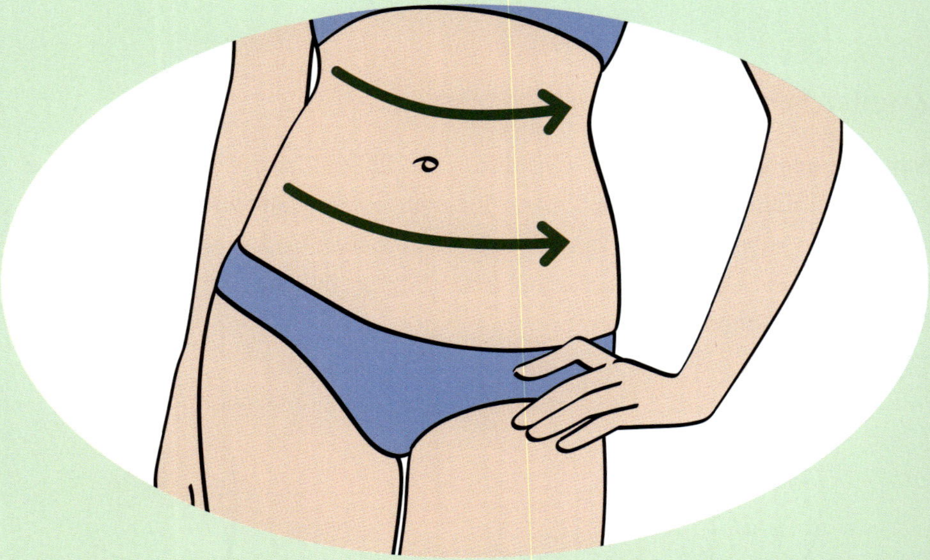

es sei denn, Ihr Bauch ist durch Übergewicht etwas größer. Dann greifen Sie weitere Rollenreihen.

Dieser Schritt aktiviert tieferes Bindegewebe.

Führen Sie diesen Schritt zweimal durch. Reiben Sie abschließend sanft mit der flachen Hand im Uhrzeigersinn um den Bauchnabel. Atmen Sie dabei tief und gleichmäßig.

Dritter Schritt

Legen Sie beide Hände flach auf den Bauch, so wie es Ihnen angenehm ist. Atmen Sie 5 Minuten tief und entspannt in den Bauch und spüren Sie der Bauchbewegung nach.

Jede einzelne der bisher beschrieben Bauchselbstmassagen fördert Ihre Gesundheit ganzheitlich. Wenn Sie aber lediglich 1 Minute investieren können, weil Ihr Tag so voller Verpflichtungen ist, dann nutzen Sie die Bauchmassage für Eilige. Sie wirkt jedoch nicht ganz so tiefgreifend auf die inneren Organe, hat aber durchaus einen positiven Einfluss auf das Muskel- und Bindegewebe.

Bauchmassage für Eilige

Wenn Sie wenig Zeit haben, aber auf Ihre Bauchmassage nicht verzichten wollen, haben Sie zwei Möglichkeiten, auch in der kurzen Zeit wirksame Effekte zu erzielen.

Übung 1

Die erste Übung ist eher etwas für den sportlichen Typ. Hierfür benötigen Sie eine sogenannte Black Roll. Das ist eine harte Rolle aus Styropor.

Legen Sie sich mit dem Beckenrand (Unterbauch) auf die Rolle. Stützen Sie sich dabei mit den Unterarmen auf dem Boden ab. Ein Teppich oder eine Yoga-Matte machen es angenehmer. Die Beine sind lang gestreckt, die Zehen dienen zum Abstützen. Schieben Sie sich nun bis zum Brustkorb über die Rolle und wieder zurück. Wiederholen Sie diese Rollmassage 1–2 Minuten. Das genügt. Setzen Sie die Rollmassage mehrmals täglich, aber mit leerem Magen ein. Das geht auch – bei passenden Räumlichkeiten – im Büro.

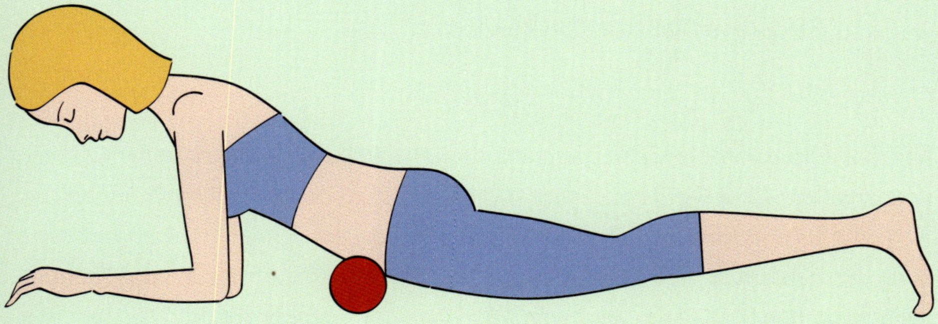

Übung 2

Für diese Bauchmassage benötigen Sie einen Tennisball.

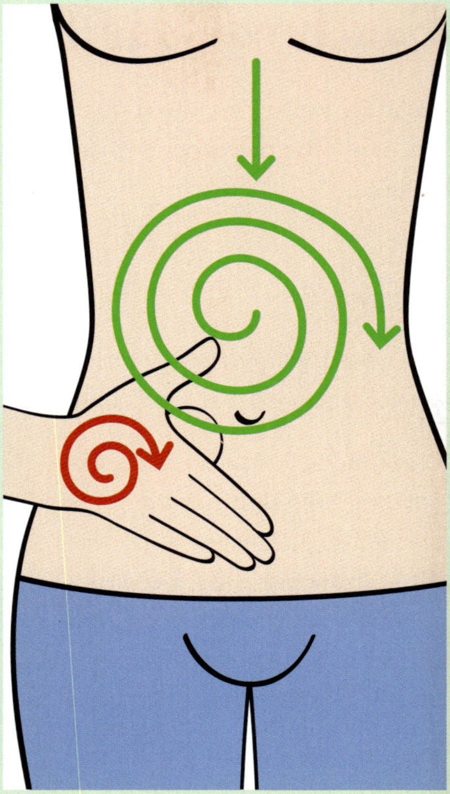

Legen Sie sich auf den Rücken, den Kopf auf ein kleines Kissen. Nehmen Sie den Tennisball in Ihre Lieblingshand. Setzen Sie ihn unter dem Brustbein auf. Legen Sie Ihre Handfläche auf den Ball. Die Hand sollte gespannt sein, wie ein kleines Brett. Nun rollen Sie den Ball mit leichtem Druck in kleinen Kreisbewegungen zum Bauchnabel. Von dort geht es im Uhrzeigersinn um den Nabel herum und dann in einer Spirale nach außen. Es werden etwa zwei bis drei Runden sein, bis Sie den ganzen Bauch mit der Massage erfasst haben. Nun wieder vom Brustbein zum Nabel rollen und die Massage wiederholen. Gönnen Sie sich wenigsten 3 Minuten beziehungsweise fünf bis sieben vollständige Runden.

Nun haben Sie verschiedene Bauchmassagetechniken für die Selbstanwendung kennengelernt. Sie werden bestimmt die für Sie passende Methode finden. Regelmäßig angewendet führt jede dieser Massagen schnell zu einer Verbesserung des gesamten Wohlbefindens. Je nach Bedarf können Sie auch zwischen verschiedenen Massagen wechseln. Wer noch etwas mehr für sich tun möchte, dem empfehle ich den Einstig in sanfte Yogaübungen. Im nächsten Teil des Buches stelle ich Ihnen ein paar einfache, aber wirkungsvolle Übungen vor, die auch der oft etwas steife westliche Körper gut ausführen kann.

Was dem Bauch guttut

Wenn wir wissen, was unserem Bauch guttut, wissen wir, was uns guttut. Dabei muss das gar nichts Aufwendiges sein. Schon kleine Aufmerksamkeiten und ganz kurze Übungen können das Bauchgefühl und damit unser Wohlgefühl positiv verändern.

Yoga für den Bauch

Jede Bewegung unseres Körpers hat über die Muskulatur und das Nervensystem Einfluss auf unsere Bauchorgane. Viele Menschen sitzen den ganzen Tag. Dabei gehört der Mensch zu den Bewegungstieren. Ursprünglich war er den ganzen Tag unterwegs auf der Suche nach Nahrung. Auch wenn wir uns geistig und technisch weiterentwickelt haben, unser Körper braucht eigentlich noch immer das gleiche Maß an Bewegung wie vor vielen Tausend Jahren. Die sitzenden Tätigkeiten verflachen den Atem, schwächen unsere Muskeln und verringern die Anregung, die die Bauchorgane benötigen. Yoga hat sich vor über 4000 Jahren als ganzheitliches Gesundheitssystem entwickelt. Nutzen Sie doch einfach einige Yoga-Übungen, um die fehlende Bewegung im Alltag auszugleichen. Alle Übungen, die ich für Sie ausgesucht habe, sind sehr einfach und daher auch bei einer leichten körperlichen Einschränkung gut durchführbar. Komplizierte Verknotungen fallen aus. Doch trotz ihrer Einfachheit haben diese Übungen durch ihre Bewegungsdynamik eine tiefe Wirkung auf die Bauchorgane. Probieren Sie es aus! Sie werden erstaunt sein, wie einfach es ist und wie viel Spaß es macht.

Wir beginnen unsere kleine Yoga-Reihe mit einer Atemübung. Wenn Sie nicht gut im Fersensitz sitzen können, setzen Sie sich einfach aufrecht auf einen Hocker. Die Füße stehen dann fest auf dem Boden.

Agnisar Kriya – die Feuerübung

Machen Sie diese Übung mit mindestens 4 Stunden Abstand zur letzten Mahlzeit. Menschen mit Bluthochdruck, Herzproblemen und Geschwüren in Magen und Zwölffingerdarm sollten diese Übung nicht ausführen.

Die Feuerübung beseitigt Blähungen, Verstopfungen und Leberträgheit. Alle Unterleibsorgane werden gestärkt.

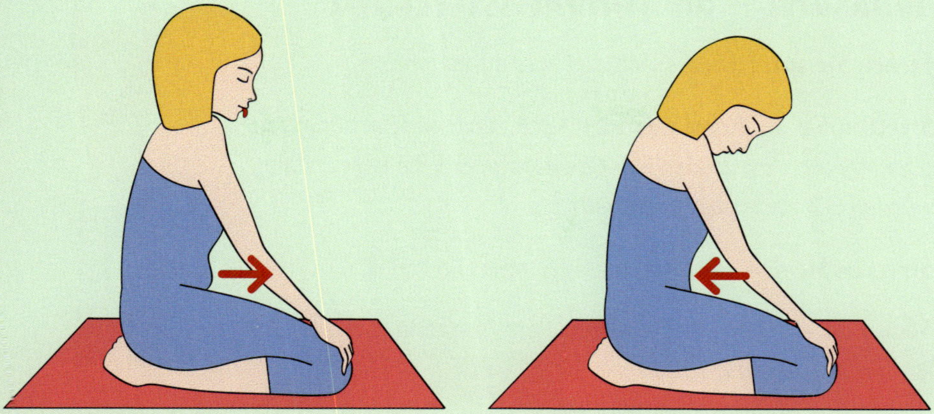

Gehen Sie in den Fersensitz. Nehmen Sie nun die Knie so weit wie möglich auseinander, die Zehen sind so dicht wie möglich zusammen.

Legen Sie die Hände auf die Knie, die Arme sind gestreckt. Atmen Sie ein.

Beugen Sie sich leicht vor, öffnen Sie den Mund und strecken Sie die Zunge weit heraus.

Atmen Sie aus und halten Sie nun den Atem an.

Dehnen Sie den Bauch aus und ziehen Sie ihn wieder zusammen, und dies in einem sehr schnellen Rhythmus, so lange wie Sie den Atem anhalten können.

Schließen Sie den Mund, richten Sie sich auf, atmen Sie ein.

Nun wieder etwas vorbeugen, Zunge herausstrecken, ausatmen, Bauch aus- und einziehen. Und so fort. Wiederholen Sie die Übung 21-mal.

Nun folgt eine kleine Übungsreihe, die den ganzen Körper in Schwung bringt, das Energieniveau hebt und die Bauchorgane aktiviert. Führen Sie die Übungen wie einen Tanz in einer bewegten Abfolge aus.

Tadasana – die Himmelsstreckung

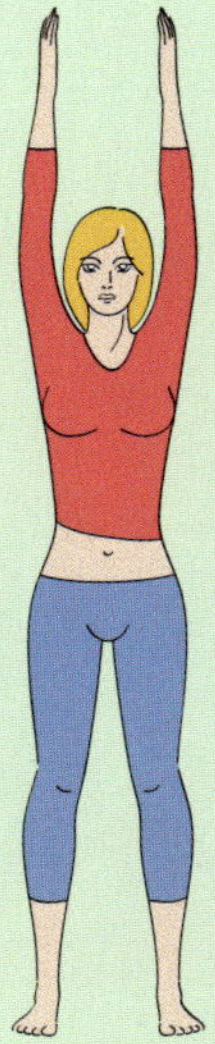

Stehen Sie aufrecht, die Beine etwas auseinander.

Strecken Sie die Arme über den Kopf, die Handflächen nach oben. Blicken Sie zu den Händen. Heben Sie die Fersen, als würden Sie nach oben gezogen.

Strecken Sie den ganzen Körper. Atmen Sie tief ein.

Senken Sie Fersen und Arme mit dem Ausatmen. Wiederholen Sie die Übung 21-mal.

Tyriaka Tadasana – der vom Wind bewegte Baum

Strecken Sie die Arme über den Kopf wie im Tadasana. Atmen Sie ein. Beugen Sie sich von der Taille aus zuerst nach rechts und atmen Sie aus. In der Mitte wieder einatmen, dann nach links beugen und ausatmen. Wiederholen Sie die Übung achtmal.

Dann stellen Sie sich ruhig hin und entspannen. Nehmen Sie fünf tiefe Atemzüge.

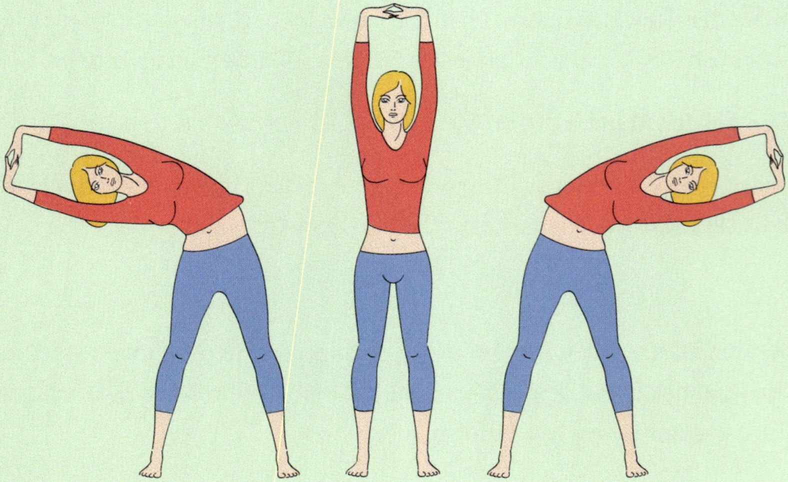

Kati Chakrasana Variation – die Taillendrehung

Stehen Sie aufrecht, die Füße etwas mehr als hüftbreit auseinander. Strecken Sie die Arme seitwärts aus. Atmen Sie ein. Drehen Sie den Oberkörper zur rechten Seite. Dabei bringen Sie den rechten Arm zur linken Schulter, der linke Arm umschlingt Ihren Rumpf nach hinten über den Rücken. Lassen Sie den Blick über die Schulter gehen. Atmen Sie dabei aus. Kommen Sie mit dem Einatmen zurück zur Mitte.

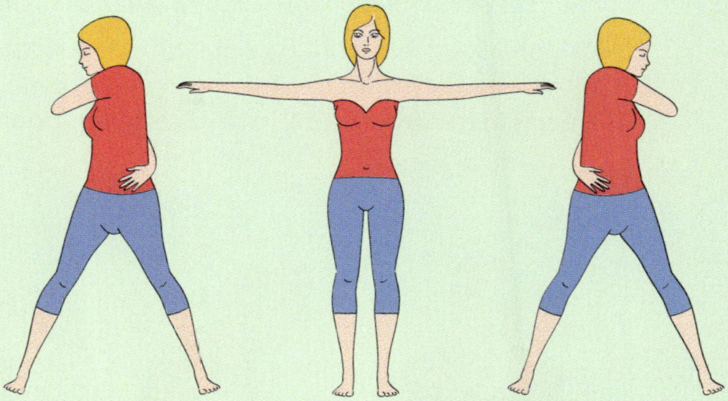

Wiederholen Sie zur linken Seite mit sanft fließenden Bewegungen.

Üben Sie diesen Ablauf und wiederholen die Übung fünfmal.

Tiraka Bhujangasana – Kobratwist

Legen Sie sich nun flach und entspannt auf den Bauch. Heben Sie langsam Kopf und Schultern vom Boden. Stützen Sie sich mit den Armen hoch, bis diese gestreckt sind. Stellen Sie die Zehen an. Atmen Sie ein.

Nun drehen Sie langsam den Oberkörper, bis Sie die Füße sehen können, oder so weit Sie können. Atmen Sie aus.

Blicken Sie, wenn möglich, auf die Ferse des entgegengesetzten Fußes.

Wenden Sie den Kopf wieder nach vorn und atmen Sie ein. Drehen Sie Kopf und Oberkörper danach in die andere Richtung. Atmen Sie dabei wieder aus. Die Übung fünfmal wiederholen.

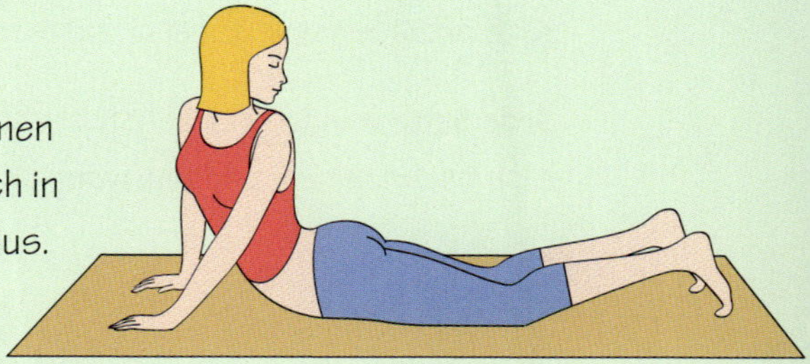

Udarakarshan Asana – Bauchmassage

Kommen Sie in Hockstellung, die Hände liegen flach auf den Knien. Beugen Sie das linke Knie vor den rechten Fuß auf den Boden. Dabei drehen Sie den Oberkörper so weit wie möglich nach rechts. Die Hände bleiben auf den Knien, der Blick geht über die rechte Schulter – ausatmen.

Mit der Einatmung zurück in die Ausgangsposition. Mit dem Ausatmen zur anderen Seite hinüber.

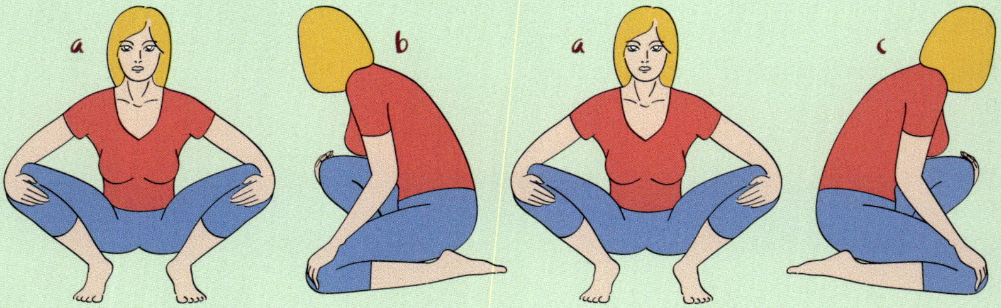

Wenn Sie nicht gut in die Hocke gehen können, machen Sie die Übung in der folgenden Variante:

Einfache Bauchmassage

Legen Sie sich auf den Rücken und ziehen Sie die Knie leicht zum Bauch. Nun legen Sie je eine Hand auf jedes Knie. Atmen Sie ein. Atmen Sie aus, während Sie das rechte Knie stark zum Bauch ziehen. Lösen und einatmen. Nun das linke Knie anziehen und dabei ausatmen.

Jede Seite mindestens achtmal anziehen. Atmen Sie aus, wenn Sie das Knie zu sich heranziehen, und ein, wenn beide Knie in der Ruhephase (mittig) sind.

Rumpfdrehungen und Rumpfbeugen sind sehr einfach, haben aber eine stark anregende Wirkung auf unsere Bauchorgane. Das Muskelgewebe und die Faszien werden gelockert, die Atmung wird vertieft. Allein das unterstützt unsere Bauchmassagen ungemein. Ich übe dies täglich.

Om oder das Schnurren der Katze

Om oder AUM gilt als das universelle Ur-Mantra. Es ist das Wort, das alles enthält, der Klang, der alles trägt, was ist.

Wenn Sie ein Om intonieren und dabei lange auf dem O verharren, beginnt ihr Körper zu schwingen. So wie das Schnurren der Katze auch deren innere Organe massiert und beruhigend wirkt – auf die Katze genauso wie auf den Menschen –, so wirkt auch das Om.

Probieren Sie es doch einmal. Versuchen Sie, den Ton tief aus dem Bauch heraus entstehen zu lassen. Sie atmen tief ein, mit dem Ausatmen schwingt das Om durch Ihren Körper. Je länger Sie es intonieren, desto tiefer wird der Ton und desto tiefgreifender wirkt die Klangschwingung. So üben Sie eine klangvolle Bauchmassage, die sich bald über alle Zellen Ihres Körpers ausdehnt und ganzheitlich heilsam wirkt. Nebenbei beruhigen sich Ihre Gedanken, Ihr Geist findet zu neuer Klarheit.

Nicht nur bei Bauchbeschwerden, auch bei Halsschmerzen und ganz besonders bei stressbedingten Störungen ist Om die erste Medizin, die Sie frei von unerwünschten Nebenwirkungen einsetzen können. Üben Sie mindestens 10 Minuten.

Es gibt noch sehr viele weitere Mantras, Atemübungen und Yoga-Asanas, die Ihren Bauch und damit den ganzen Körper und die Seele glücklich machen. Vielleicht finden Sie Spaß an einem Yoga-Kurs in Ihrer Nähe und entdecken dabei eine ganz neue Welt.

Ernährung für einen glücklichen Bauch

Viele Menschen empfinden den Beruf, den sie ursprünglich vielleicht wirklich einmal aus Berufung gewählt haben, nicht mehr als Erfüllung, sondern als Belastung. Besonders Frauen sind oft die Leidtragenden im Spagat zwischen Familie und Beruf. In vielen Unternehmen haben Zahlen eine größere Bedeutung als der Mensch, der diese Zahlen erarbeitet. Umfragen in verschiedenen Branchen haben ergeben, dass es den meisten Mitarbeitern an Lob, Anerkennung und Wertschätzung fehlt. Sie haben das Gefühl, als Mensch nicht gesehen zu werden. Dies führt unweigerlich zu Frustrationen und hat massive Auswirkungen auf die Qualität der Arbeit, die der Einzelne leistet, sowie auf seine Bereitschaft, sich im Unternehmen zu engagieren. Darüber hinaus führt diese Unternehmenskultur auch dazu, dass das subjektive Gefühl, unter Stress zu stehen, in den zurückliegenden 20 Jahren deutlich zugenommen hat.

Einige Menschen verlieren unter Stress ihren Appetit und nehmen ab. Die meisten Menschen jedoch nehmen zu. Sie versuchen die fehlenden positiven Gefühle, den Mangel an Süße im Leben durch Essen zu kompensieren. Untersuchungen der Ohio State University haben gezeigt, dass Stress dazu führt, dass der Körper weniger Kalorien verbrennt. Der durch das Essen von süßen Snacks erhöhte Insulinspiegel fördert darüber hinaus eine Einlagerung der überschüssigen Energie in die Fettpolster. Durch diese Art der Ernährung steigt der Insulinpegel schnell an und fällt teilweise rapide wieder ab. Die Heißhungerattacke, die nun folgt, wird wieder mit einer Süßigkeit gestillt. Und schon befinden Sie sich in einem Hamsterrad, das auch Ihre Gefühle durcheinanderwirbelt. Der schnelle Wechsel des Blutzuckerspiegels hat nicht nur negative Auswirkungen auf Ihre Bauchspeicheldrüse, sondern bringt auch Ihr Hormonsystem durcheinander.

Basische Ernährung reduziert Stress

Es geht auch anders. Entschleunigen Sie Ihre Essgewohnheiten. Nehmen Sie sich wieder Zeit, Mahlzeiten bewusst zu essen und wenn möglich auch bewusst selber zuzubereiten. Wählen Sie in der Kantine Mahlzeiten aus basisch wirkenden Lebensmitteln. Dazu zählen fast alle Gemüsearten (außer Spargel) wie zum Beispiel Brokkoli, Weißkohl, Blumenkohl, Grünkohl, Mangold, Spinat, Rübstiel, Kartoffeln, Süßkartoffeln sowie von den Nüssen nur die Haselnüsse, aber alle Obstsorten und Trockenobst. Dazu Knoblauch, Cayennepfeffer und viele weitere Gewürze.

Neutral wirken Butter, Bio-Margarine, Molke und Kefir.

Zu den auf gesunde Weise säurebildenden Nahrungsmitteln zählen Lebensmittel, die zwar Säuren bilden, den Körper aber mit wichtigen Vitalstoffen versehen. Dies sind: Nüsse, Kakao und Kakaobohnen, Amarant und Quinoa, Dinkel, Hafer, Roggen, Kamutweizen, Artischocken, Spargel, Rosenkohl, Linsen sowie Bio-Tofu.

Alle verarbeiteten Nahrungsmittel wie Käse, Fleisch, Wurst, Produkte aus Auszugsmehlen und Zucker sowie Fisch sollten Sie nur in sehr geringen Mengen zu sich nehmen. Versuchen Sie, sich zu 70 Prozent basisch zu ernähren, und vermeiden Sie Weizenmehlprodukte und Zucker. Sie werden sehr schnell feststellen, dass Sie sich vitaler fühlen, Ihre Konzentrationsfähigkeit zunimmt und Ihr Gewicht abnimmt. Dabei sind Sie immer satt, denn von den basischen Nahrungsmitteln können Sie so viel essen, wie Sie mögen. Wenn Sie doch mal etwas Süßes brauchen, essen Sie ein paar Löffel Haferflocken mit Honig (vom Imker in Ihrer Nähe). Honig enthält unterschiedliche Zuckerarten, die Ihr Körper langsam und nacheinander abbaut. So steigt der Insulinspiegel nicht so rasant an, und auch die Glücksgefühle bekommen im Gehirn eine Chance. Der Hafer wirkt emotional ausgleichend und sanft wärmend. Er wirkt entspannend, wenn Sie unter Stress stehen.

Ich mag aber Milch und Sahne

Auch Sahne und Rohmilch werden basisch verstoffwechselt. Daher sind diese beiden Nahrungsmittel gut einsetzbar in der basischen Küche, zum Beispiel für Obstsalate und Soßen.

Zum Thema Milch möchte ich gerne noch etwas ausholen, denn die Industrie hat hier mit ihrer Milchwerbung in den vergangenen 40 Jahren eine Menge Unwissen und Unsicherheit unter das Volk gebracht.

Viele Nahrungsmittelunverträglichkeiten und Allergien und damit Darmbeschwerden resultieren aus dem Verzehr industriell verarbeiteter Milch. Rohmilch hingegen soll gefährlich sein. Welch ein Unsinn!

Die Hygienevorschriften bei den Milchbauern sind extrem hoch und werden streng kontrolliert. Verkeimungen der Milch, wie sie zu Beginn des 20. Jahrhunderts noch vorkamen, gibt es heute kaum. Rohmilch ist, das zeigen inzwischen viele Studien, besser verträglich und enthält wertvolle Stoffe, die bei der Verarbeitung verloren gehen.

Eine im »The Internet Journal of Asthma, Allergy and Immunology« veröffentlichte Studie besagt, dass Rohmilch das Risiko für Kinder, an allergiebedingten Erkrankungen zu leiden, um bis zu 40 Prozent reduziert.

Hochwertige Rohmilch bekommen Sie zum Beispiel bei den Bauern mit sogenannter Milchtankstelle. Adressen dazu finden Sie im Internet: www.milchtankstellen.de.

Milch, die Sie im Supermarkt kaufen, wurde homogenisiert und pasteurisiert. Im Kapitel zu den Bauchorganen habe ich Ihnen schon von den Folgen des Homogenisierens berichtet. Bei der Pasteurisierung (Erhitzen zur Keimtötung) wird die Milch je nach Art unterschiedlich erhitzt. Auch das Enzym Laktase, das für die Verarbeitung der Laktose (Milcheiweiß) notwendig ist, wird aufgespalten und damit unwirksam. Da unser Körper Laktase nicht immer in ausreichender Menge selber herstellt, wird die Verdauung der Milch erschwert. Darüber hinaus werden viele wichtige Nährstoffe vernichtet. Die Folge davon ist ein in seiner Gesamtheit zerstörtes, schwer verdauliches Produkt namens Milch.

Verzichten Sie darauf und denken Sie bitte daran, dass der Dünndarm von Kindern viel empfindlicher und durchlässiger ist als der gesunde Darm eines Erwachsenen. Geben Sie Ihren Kindern daher keine Industriemilch zu trinken. Gesundes Kalzium für gesunde Knochen bekommen Sie aus natürlichen Nahrungsmitteln.

Kalzium ist nicht gleich Kalzium

Das in der Milch enthaltene Kalzium wirkt anders als jenes in Gemüse und Getreide und kann vom Körper nur schwer aufgenommen werden. Obwohl dies seit Jahren bekannt ist, wird bei Osteoporose noch immer ein erhöhter Verzehr von Milch und Milchprodukten empfohlen. Auch für das Knochenwachstum von Kindern wirbt die Milchindustrie mit ihren Produkten. Besser ist es, Kohl, Spinat, Hagebutten, Haselnüsse, Mandeln, Mohnsamen, Hefe und Samen wie Sonnenblumenkerne zu essen. Sesamsamen beispielsweise beinhalten siebenmal so viel Kalzium wie Vollmilch.

Sehr gute Kalziumlieferanten mit einem ausgewogenen Kalzium-Phosphor-Verhältnis sind darüber hinaus pflanzliche Milcharten wie Hafermilch, Reismilch, Sojamilch, Mandelmilch, Haselnussmilch, Kürbiskernmilch und Sesammilch. Diese bekommen Sie im Reformhaus oder können Sie zu Hause leicht selber herstellen.

Essen zur richtigen Zeit

Forscher der spanischen Universität Murcia haben Untersuchungen durchgeführt, die aufzeigten, welche Rolle die Zeit der Esseneinnahme spielt. Die Teilnehmer der Testgruppen durchliefen dasselbe Diätprogramm. Das Ergebnis: Menschen, die ihre Hauptmahlzeit vor 15 Uhr zu sich nahmen (mit 40 Prozent der Tagesmenge an Kalorien), verloren 25 Prozent mehr Gewicht als jene, die spät aßen.

Auch abendaktive Menschen verbrauchen die spät aufgenommene Energie nicht so umfangreich wie nötig. Außerdem belastet die späte Mahlzeit die Bauchorgane mehr. Achten Sie also neben den Zutaten Ihrer Mahlzeiten auch auf die Zeit, zu der Sie essen.

Rezepte für einen gesunden Bauch

Das Frühstück fällt bei vielen Menschen leider aus. Dabei ist es die wichtigste Mahlzeit des Tages. Ausgewogen komponiert aus Kohlenhydraten und Eiweiß versorgt es Körper und Gehirn mit Energie für den Start in den Tag und hält satt bis zum Mittag. Ein leckeres Frühstücksmüslirezept haben Sie ja schon von mir bekommen.

Wer morgens nicht gerne in der Küche steht, bereitet sich sein Frühstück eben abends zu und braucht es dann am Morgen nur noch zu essen oder mitzunehmen. Machen Sie es sich einfach, besonders, wenn die Zeit stets knapp bemessen ist oder die Küche eigentlich nicht ihr Lieblingsraum ist. Die kleinen, schnellen Gerichte für ein gesundes Frühstück sind auch für Frühstücksmuffel geeignet, die diese Mahlzeit vielleicht erst in der ersten Pause am Vormittag genießen. Wie wäre es hiermit:

Quinoa-Hirse-Salat pikant

- ☐ ½ Tasse Quinoa
- ☐ ½ Tasse Hirse
- ☐ 2 Tassen Brühe
- ☐ 1 rote Paprika
- ☐ 1 Apfel
- ☐ 1 Frühlingszwiebel
- ☐ Cayennepfeffer und Chili

Je ½ Tasse Quinoa und ½ Tasse Hirse zusammen in 2 Tassen Brühe gerade eben gar kochen. Die rote Paprika und den Apfel in kleine Würfel und die Frühlingszwiebel in feine Ringe schneiden.
Alles untermengen. Mit Cayennepfeffer und Chili abschmecken. Dazu passt etwas Salatgurke optimal. Diese löscht das Feuer, falls der Salat zu scharf geworden ist.

Der Salat kann zu Hause oder im Büro zu einer Tasse Grüntee genossen werden. Er liefert viele Mineralien und Spurenelemente und facht das Lebensfeuer an. Auf den Darm wirkt er mild anregend.

Snacks für zwischendurch sind immer wieder gefragt. Natürlich können Sie Karotten, Äpfel, Kohlrabi etc. zu Hause klein schneiden und in einer Frischhaltedose mit ins Büro nehmen. Auch getrocknete Apfelstücke mit Nüssen und Rosinen, das gute, alte Studentenfutter oder ungesalzene und fettarme Gemüsechips sind eine gute Alternative zum Schokoriegel.

Grüner Fit-Drink

- ☐ ½ Gurke
- ☐ 1 Bund Rucola
- ☐ 1 Avocado
- ☐ 1 Banane
- ☐ 2 Birnen

- [ ] 1 Kiwi
- [ ] 1 Spritzer Zitronensaft
- [ ] ca. ½ bis ¾ Liter Wasser oder natürlicher Apfelsaft

Gurke, Rucola und Birnen waschen und klein schneiden. Gurke, Rucola, Avocado, Birnen und Kiwi in einem leistungsstarken Mixer zerkleinern. Nun die Banane in Stücke schneiden und mit dem Wasser/Saft dazugeben. Die Zitrone verhindert, dass der Bananenanteil braun wird. In ein fest verschließbares Gefäß geben. Vor dem Genuss nochmals kräftig schütteln (Achtung: Der Deckel sollte gut verschlossen sein!).

Sie können anstatt Rucola auch Spinat, Giersch, Löwenzahn oder andere Blattgemüse wählen. Der Mixer muss nicht teuer sein. Er sollte jedoch mindestens 400 Watt Leistung bringen, sodass er beispielsweise auch Nüsse mahlen kann.

Auch am Abend muss es nicht immer Brot sein. Besonders das Industriebrot aus Großbäckereien belastet abends den Bauch. Wie wäre es mit einem Salat?

Frischer Linsensalat

- [ ] 1 Tasse Pardina-Linsen – in etwas Brühe gekocht und wieder abgekühlt
- [ ] 1 kleine Knoblauchzehe
- [ ] 1 EL spanisches oder kretisches Bio-Olivenöl (italienische Öle sind leider überwiegend nicht aus Italien und mit chemischen Mitteln behandelt)
- [ ] 1 Frühlingszwiebel
- [ ] 1 kleiner Apfel
- [ ] etwas Salz, Pfeffer und frische Petersilie

Alles klein schneiden und mit den Linsen vermischen. In einer Frischhaltedose mitnehmen. Vor dem Verzehr noch einmal durchmengen. Dieser Salat schmeckt auch am Abend gut.

Kaufen Sie Pfeffer nie gemahlen. Er verliert schnell sein Aroma. Mahlen Sie Pfeffer daher immer erst kurz vor dem Gebrauch.

Schnick-Schnack-Kugeln

- ☐ 2 EL Haferflocken
- ☐ 150 g gemahlene Haselnüsse
- ☐ 1–2 TL Kokosöl
- ☐ ½ TL cremiger Honig
- ☐ Kakaopulver

Gelegentlich etwas Süßes zwischendurch erfreut das Herz. Mit diesen Kugeln können Sie Ihren Appetit auf Süßigkeiten stillen.

2 EL Haferflocken in trockener Pfanne braun rösten.
150 g gemahlene Haselnüsse und 1–2 TL Kokosöl (dies ist ein festes Öl) mit den Haferflocken verkneten. Beginnen Sie mit 1 TL und geben Sie nur noch etwas hinzu, wenn die Masse krümelt. Hier hängt viel von den Zutaten ab, die Sie verwenden.
½ TL cremigen Honig unterkneten. Aus der Masse mit dem Löffel kleine Kugeln abstechen, in den Händen schnell formen und in Kakaopulver (kein Getränkepulver) rollen.
In einer Frischhaltedose im Kühlschrank aufbewahren.

Mandelmilch

- ☐ 50 g gestiftelte Mandeln
- ☐ ¼ Liter Wasser (Empfehlung: stilles Mineralwasser)
- ☐ 1 Prise Salz
- ☐ 1 Prise Zucker oder Xylit

Wer keine Rohmilch bekommen kann oder Kuhmilch aus anderen Gründen nicht verwendet, kann sich leicht Mandelmilch selber herstellen. Sie ist vielfältig einsetzbar.

50 g gestiftelte Mandeln in Wasser einweichen. Etwa 6 Stunden, am besten über Nacht oder morgens hinstellen und abends verarbeiten.
Das Einweichwasser von den Mandeln abgießen. Alle Zutaten in einem Mixer ca. 30 Sekunden mixen.

Durch einen Nussmilchbeutel oder ein sehr feines Tuch in eine Schüssel gießen. Den Trester im Beutel gut auswringen.
Die Nussmilch in einem kleinen Fläschchen im Kühlschrank aufbewahren. Vor Gebrauch schütteln.

Der Mandeltrester kann für andere Speisen, zum Beispiel mildes Marzipan, genutzt werden. Einfach mit etwas Honig und Rosenwasser vermengen. Oder anstatt der Haselnüsse für Schnick-Schnack-Kugeln einsetzen.

Die Mandelmilch wird nun wie normale Milch verwendet, zum Beispiel für Pudding oder Getränke. Die eingeweichten Mandeln haben einen deutlich milderen Geschmack als uneingeweichte, und deshalb schmeckt auch die Mandelmilch aus eingeweichten Mandeln anders. Mandelmilch eignet sich hervorragend für die Zubereitung von Chia-Pudding. Dieser basische Pudding pflegt gleichzeitig den Darm und liefert wertvolle Spurenelemente.

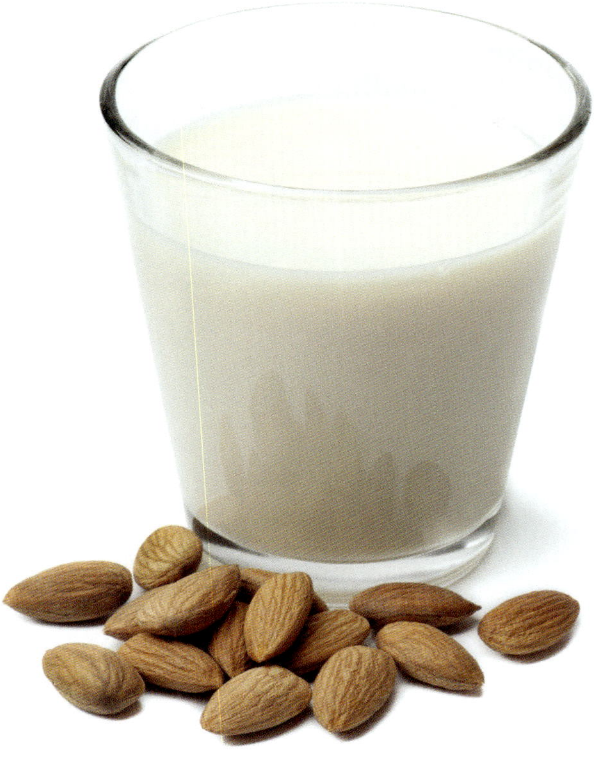

Chia-Pudding

- ☐ 2–3 EL Chia-Samen
- ☐ 1 Tasse Mandelmilch
- ☐ 1 Prise Zimt
- ☐ ½ Vanillestange, ausgekratzt

Die Chia-Samen mit der Mandelmilch, dem Zimt und der Vanille in eine Schüssel geben und mit einem Löffel kräftig umrühren. Das Umrühren nach 10 Minuten wiederholen, damit die Chia-Samen nicht anfangen zu klumpen.

Für 20–30 Minuten bedeckt in den Kühlschrank stellen – danach ist der Pudding verzehrfertig. Im Kühlschrank hält er sich etwa 3 Tage.

Der Chia-Pudding schmeckt sehr gut mit Apfelmus oder frischen, zerdrückten Früchten. Sie können Chia-Pudding auch mit Kokoswasser zubereiten. Dieses ist sehr mineralreich und führt dem gesamten Organismus Feuchtigkeit zu. Bei Darmbeschwerden und bei Blasenentzündungen unterstützt Kokoswasser die Heilung maßgeblich. In diesem Fall ergänzen Sie den Pudding mit Blaubeeren.

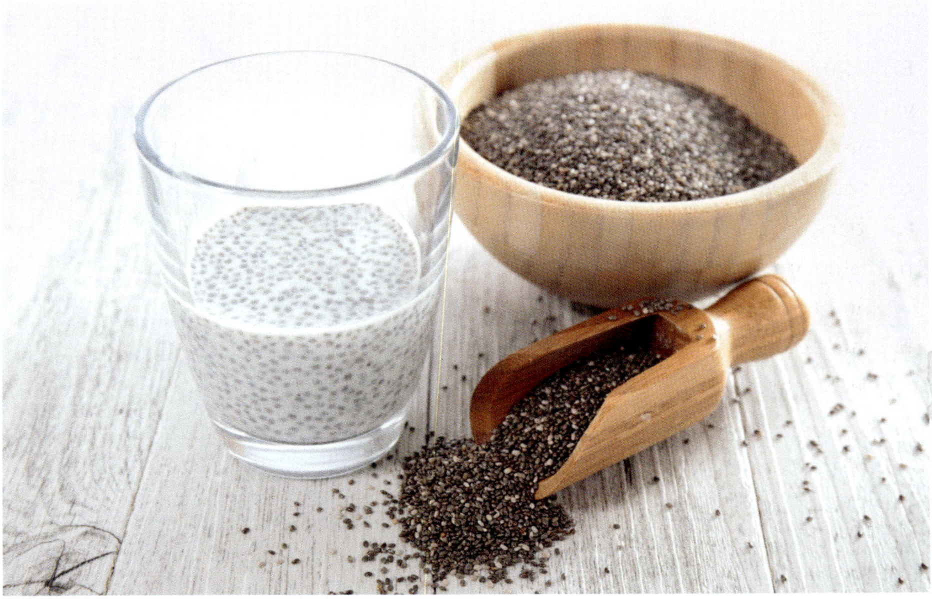

Das Bauchmassagebrot

Eigenes Brot backen ist eine wundervolle Art, sich seine Nahrungsmittel und deren Zusammensetzung bewusst zu machen. Teig kneten als sensorische Erfahrung erinnert an kindliche Spiele mit Baggermatsch. Haben wir damals nicht mit Begeisterung Förmchen mit Matsch gefüllt, mit Kirschkernen, Bucheckern und Blätter verziert und den Eltern als Kuchen und Brot angeboten?

Wer ein gesundes Brot essen möchte, kommt heute eigentlich kaum um das Selberbacken herum. Die Brote in den Supermärkten enthalten allerlei Zusatzstoffe, die zu einer immer gleichen Konsistenz führen sollen. Und sie schimmeln schnell. Ich backe einmal in der Woche mein Hausbrot. Es hält sich über 2 Wochen und kann problemlos in einer Frischhaltetüte im Kühlschrank lagern, wenn wir mal weniger Brot essen. Ich habe hier ein Bauchmassagebrot für Sie, das leicht zu backen ist, auch wenn die Beschreibung lang ist.

Wer lieber eine Backmischung kaufen möchte, für den hat der Brotexperte Andreas Sommers extra ein Bauchmassagebrot für ein gesundes Bauchgefühl zusammengestellt. Sie können dieses und auch andere Sorten über seine Website (http://brot-selberbacken.de/Backmischungen.html) bestellen.

Brot darf lange gehen. So entwickeln sich seine Qualitäten schonend, das Getreide wird gut aufgeschlossen.

Sie benötigen einmal 30 Minuten für die Teigherstellung zum Beispiel am Morgen oder am Abend. Dann darf das Brot ruhen. Wenn Sie den Teig am Morgen vorbereiten, backen Sie am Abend. Wenn der Teig am Abend vorbereitet wird, backen Sie am nächsten Morgen. Der Ort der Ruhe sollte kühl sein, etwa so wie der Keller.

Sie benötigen des Weiteren einen Römertopf oder einen kleinen eisernen Bräter. Notfalls tut es ein normaler Kochtopf mit 3 Litern Inhalt auch. Allerdings müssen die Griffe hitzebeständig sein (200 °C).

- ☐ 400 g Roggenvollkornmehl
- ☐ 200 g Gerstenvollkornmehl
- ☐ 200 g Hafermehl
- ☐ 1 TL Fenchel (beruhigt den Darm)

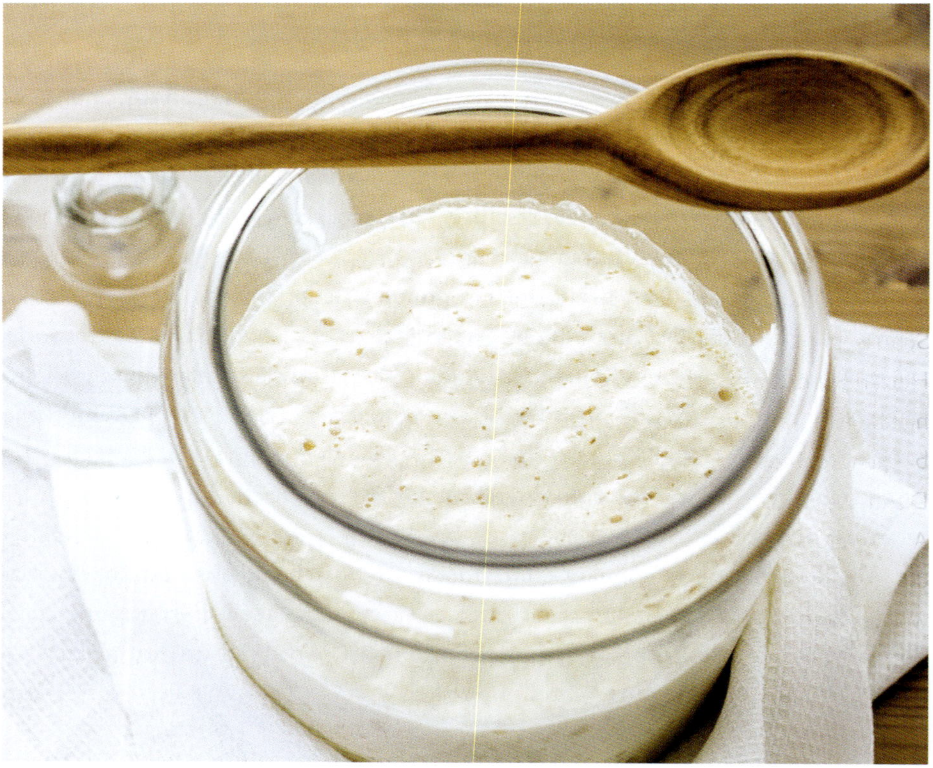

- ☐ 1 TL Kümmel (löst Blähungen, bindet Gifte)
- ☐ 1 TL Schabzigerklee (würzig, regt die Verdauung an)
- ☐ 150 g Roggensauerteig (aus eigener Herstellung oder flüssig im Tütchen)
- ☐ 10 g frische Hefe (man kann sie auch weglassen, es gelingt auch ohne Hefe ganz toll)
- ☐ ca. 650 ml zimmerwarmes Wasser (Menge gegebenenfalls anpassen)
- ☐ Nach Bedarf Roggenschrot oder Gerstenmehl für die Arbeitsfläche
- ☐ 2–3 TL gutes Steinsalz oder Meersalz (bei Billigsalz aus dem Supermarkt nur 2 TL nehmen, es schmeckt salziger)

100 g Hafermehl mit etwas heißem Wasser in einer großen Schüssel überbrühen und kurz quellen lassen. Nun alle Mehle, den Sauerteig und die Hefe hinzufügen. Alle Gewürze, Kräuter und das Wasser langsam unterrühren. Den Teig gut kneten, er soll

weich und geschmeidig sein. Er klebt, und das soll auch so bleiben. Den Teig nun an seinen Ruheort bringen. Bitte die Schüssel mit einem Deckel schließen, damit die Oberfläche nicht austrocknet. Wenn Sie keinen Keller haben, kann der Teig auch in den Kühlschrank, ins oberste Fach. Dann sollte er vor dem Backen jedoch noch 2 Stunden in der warmen Küche nachgehen dürfen.
Nach der Ruhezeit liegt ein feuchter, etwas flacher, aber gelockerter Teig in der Schüssel. Falten Sie ihn erst einmal über die Mitte zusammen, dann nochmals von beiden Enden zur Mitte und legen Sie ihn mit der Nahtseite nach unten auf ein Backpapier. Schüssel überstülpen. Stehen lassen.
Heizen Sie den Topf im Backofen bei 200 °C auf. Wenn der Ofen die 200 °C erreicht hat, legen Sie das Brot mit dem Backpapier in den Topf. Deckel drauf, 60 Minuten backen. Nun den Deckel abnehmen und nochmal 30 Minuten backen.
Dann das Brot auf einem Gitter auskühlen lassen. Sollte es am nächsten Tag beim Anschneiden noch etwas feucht sein, die Scheiben kurz toasten, damit sie bekömmlicher sind. Das Brot kann mit der Schnittseite nach unten auf einem Holzbrett gelagert werden.

Früher ließ man ein Brot erst 2–3 Tage ruhen, bevor es angeschnitten wurde. Traditionell gebackene Brote, wie dieses, sind etwas feuchter. Das Ruhen lässt das Brot nachtrockenen. Es wird dann besser verdaulich.

Sauerteig selbst gemacht

Etwa 100 g Roggenmehl und warmes Wasser vermengen. Der Teig soll sehr dünn sein. Warm gehen lassen und täglich umrühren. Nach 3 Tagen mit 100 g Roggenmehl und etwas Wasser anfüttern. Diese Prozedur noch 3 weitere Tage wiederholen.

150 g davon sind der erste Sauerteiganteil für das erste Brot. Den Rest im Weckglas mit losem Deckel in den Kühlschrank stellen. Regelmäßig umrühren und einmal in der Woche mit etwas Mehl und Wasser füttern. Davon lassen sich dann die 150 g Sauerteig für das nächste Brot entnehmen.

Ofengemüse für 2 Personen

- ☐ 1 rote Paprika
- ☐ 1 Lauchstange
- ☐ 1 Süßkartoffel
- ☐ Cocktailtomaten nach Gusto
- ☐ Brokkoli nach Gusto
- ☐ Blumenkohl nach Gusto
- ☐ Salz, Küchenkräuter, Olivenöl
- ☐ ½ Tasse Gemüsebrühe

1 rote Paprika in Streifen und die Lauchstange in Ringe schneiden, die Süßkartoffel stückeln und die Cocktailtomaten halbieren.
Zusammen mit den Brokkoliröschen und Blumenkohlröschen in eine Auflaufform geben und mit etwas Salz und Kräutern bestreuen, etwas Olivenöl darüberträufeln und ½ Tasse Brühe angießen.
Im Ofen bei 160 °C etwa 30 Minuten garen.
Dazu passt Kräuterquark.

Zanderfilet auf der Haut gebraten für 2 Personen

- ☐ Kokosöl
- ☐ 2 Zanderfilets
- ☐ Dinkelgrieß
- ☐ Anis, Fenchel- und Koriandersamen

Eine Pfanne erhitzen, etwas Kokosöl schmelzen. Das Zanderfilet auf der Hautseite mit etwas Dinkelgrieß bestäuben, auf der Fleischseite mit etwas Anis, Fenchel und Koriander würzen. Mit der Hautseite nach unten in die Pfanne geben. Das Filet will sich hochwölben. Mit einem Pfannenwender sanft drücken, bis das Filet entspannt bleibt. Auf mittlerer Hitze braten, bis das Fleisch oben hell geworden ist und nicht mehr glasig aussieht.
Dazu passt ein grüner Salat aus unterschiedlichen Salatarten mit Apfelstreifen.

Gedünstete Hähnchenbrust mit Orangenfenchel auf Feldsalat für 2 Personen

- ☐ 2 Fenchelknollen
- ☐ 2 Hähnchenbrustfilets
- ☐ Orangensaft
- ☐ ¼ TL Kurkuma
- ☐ Feldsalat
- ☐ Petersilie
- ☐ Gemüsebrühe

Die Hähnchenbrustfilets in einer tiefen Pfanne mit Deckel in etwas Brühe etwa 20 Minuten gar dünsten. Die Fenchelknolle in Streifen schneiden und in einen Topf in etwas Orangensaft mit ¼ TL Kurkuma 10 Minuten dünsten. Den Fenchel auf eine Portion gewaschenen Feldsalat auf einen Teller geben und mit frischer Petersilie bestreuen. Die Hähnchenbrust in Scheiben aufgeschnitten dazugeben.

Schmand oder Kräuterquark können das Gericht abrunden. Ergänzend passen auch Hirse oder Quinoa dazu.

Die Bauchmassage-Glückswoche

Dieses kleine Programm soll Sie darin unterstützen, die Bauchmassage, kombiniert mit einer gesunden Ernährung, in Ihren Alltag zu integrieren.

Montag, Mittwoch und Freitag

- ☐ Sanfte Bauchmassage noch im Bett
- ☐ Yoga: Tadasana und Tyriaka Tadasana
- ☐ Frühstück: Hafermüsli mit Trockenfrüchten
- ☐ Vor dem Mittagessen: Feuerübung

- ☐ Mittag: gedünstetes Gemüse mit Fisch oder Fleisch
- ☐ Nachmittag: eine der anderen Yoga-Übungen nach Wahl
- ☐ Abend: eine Gemüsecremesuppe
- ☐ Im Bett: eine Bauchmassage

Dienstag und Donnerstag

- ☐ Sanfte Bauchmassage noch im Bett
- ☐ Frühstück: Bauchmassagebrot mit Frischkäse oder Marmelade
- ☐ Vor dem Mittagessen Yoga: Tadasana und Tyriaka Tadasana
- ☐ Ein Glas warmes Wasser trinken
- ☐ Mittag: gedünstetes Gemüse mit Fisch oder Fleisch
- ☐ Nachmittag: eine der anderen Yoga-Übungen nach Wahl
- ☐ Abend: Bauchmassagebrot mit Butter, Gurkenscheiben, Tomaten, Radieschen
- ☐ Fenchel-Kümmel-Tee
- ☐ Im Bett: eine Bauchmassage

Samstag und Sonntag

- ☐ Wer einen Garten hat: barfuß im Tau laufen
- ☐ Sonst: tief atmen bei offenem Fenster. Auf der Stelle joggen
- ☐ Frühstück: eine Schale Joghurt mit frischen Früchten, Nüssen, Honig und Amarant-Pops
- ☐ Bauchmassagebrot mit Lachs, Forellenfilets, Frischkäse, Bio-Nusscreme, Honig
- ☐ Vormittag: die Zeit je nach Wetter mit Bewegung an der frischen Luft gestalten
- ☐ Vor dem Mittagessen: Bauchmassage mit dem Tennisball
- ☐ Mittag: Obstsalat, gerne auch mit Sahne
- ☐ Nachmittag: faulenzen, lesen, basteln, singen … was das Herz begehrt
- ☐ Vor dem Abendessen: Feuerübung
- ☐ Abendessen: Ofengemüse, dazu Fisch oder Fleisch in kleinen Mengen
- ☐ Abendspaziergang oder Meditation

Wie Sie sehen, gibt es weder Kartoffeln noch Nudeln oder Reis bei diesen Mahlzeiten. Ballaststoffe nehmen Sie lediglich in Form von Kohlenhydraten zu sich, die sich gut mit der Bauchspeicheldrüse vertragen. Wer nicht gerne auf Nudeln und Kartoffeln verzichtet, kocht diese am Vortag und lässt sie vollständig abkühlen. Am nächsten Tag wieder erwärmt hat sich die Stärke, die sonst zu einer extremen Insulinreaktion der Bauchspeicheldrüse führt, in sogenannte »resistente Stärke« umgewandelt. Diese lässt sich nicht mehr von körpereigenen Enzymen aufspalten.Erstaunlicher Weise wird der positive Effekt des Abkühlens durch das Wiedererhitzen sogar noch deutlich verstärkt. Dies fanden Wissenschaftler im Rahmen einer Untersuchung heraus, die für die BBC-Show »Trust me, I'm a Doctor« durchgeführt wurde.

Mit bewusster Ernährung in Kombination mit der Bauchmassage fühlen Sie sich bald wach, konzentriert und fröhlich.

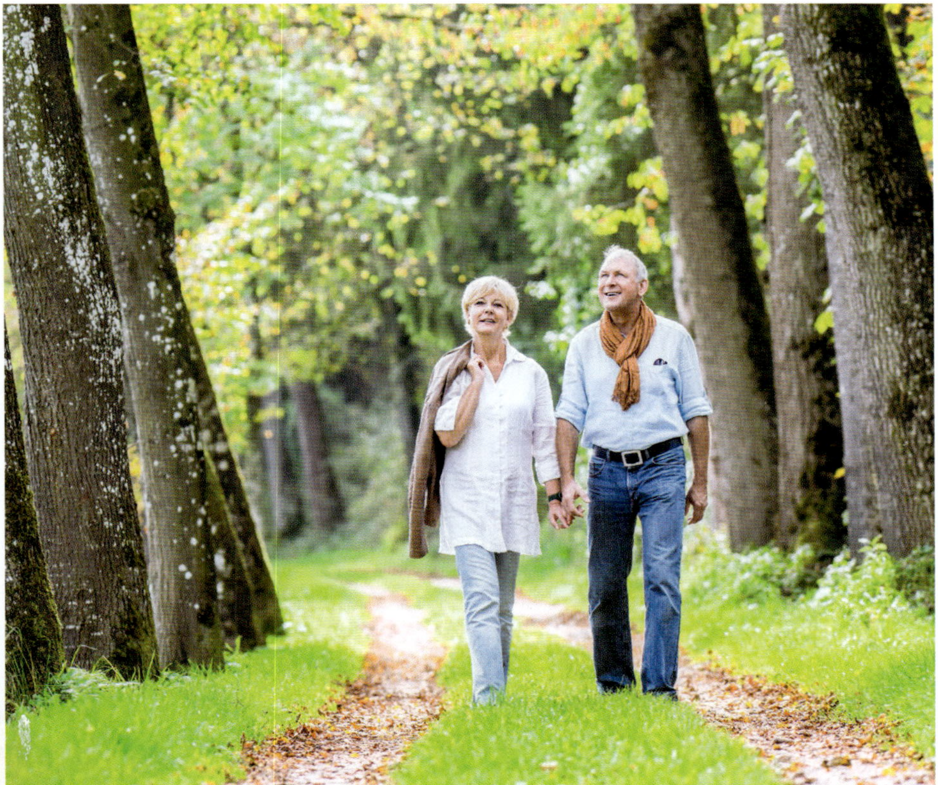

Register